西京·肝癌多学科团队诊疗病例

XIJING GAN'AI DUOXUEKE TUANDUI ZHENLIAO BINGLI

名誉主编　窦科峰

主　　编　陶开山　宋文杰　徐　健

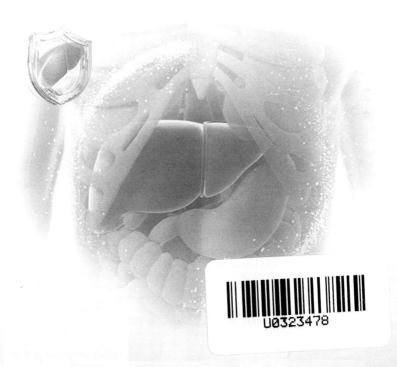

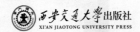

西安交通大学出版社
XI'AN JIAOTONG UNIVERSITY PRESS

图书在版编目（CIP）数据

西京·肝癌多学科团队诊疗病例／陶开山，宋文杰，徐健主编. — 西安：西安交通大学出版社，2024.10
ISBN 978-7-5693-3743-3

Ⅰ.①西…　Ⅱ.①陶…②宋…③徐…　Ⅲ.①肝癌－诊疗－病案　Ⅳ.①R735.7

中国国家版本馆 CIP 数据核字（2024）第 081410 号

书　　名	西京·肝癌多学科团队诊疗病例
主　　编	陶开山　宋文杰　徐　健
策划编辑	李　晶
责任编辑	肖　眉
责任校对	郭泉泉

出版发行　西安交通大学出版社
　　　　　（西安市兴庆南路 1 号　邮政编码 710048）
网　　址　http://www.xjtupress.com
电　　话　（029）82668357　82667874（市场营销中心）
　　　　　（029）82668315（总编办）
传　　真　（029）82668280
印　　刷　西安五星印刷有限公司

开　　本　880mm×1230mm　1/32　印张　4.5　字数　116 千字
版次印次　2024 年 10 月第 1 版　　2025 年 1 月第 1 次印刷
书　　号　ISBN 978-7-5693-3743-3
定　　价　68.00 元

如发现印装质量问题，请与本社市场营销中心联系。
订购热线：（029）82665248　（029）82667874
投稿热线：（029）82668803

《西京·肝癌多学科团队诊疗病例》编委会

名誉主编

窦科峰

空军军医大学西京医院肝胆外科主任医师，一级教授，空军专业技术少将，全军器官移植研究所所长，国家器官移植临床重点专科学术带头人，香港大学荣誉教授，中国科学院院士。中国医学科学院学部委员，中华医学会外科学分会副主任委员，中国医师协会器官移植医师分会副会长，全军普通外科委员会主任委员，中国研究型医院学会普通外科学分会主任委员，中华医学会外科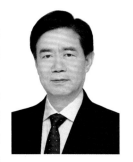
学分会移植学组组长，中华医学会器官移植分会异种移植学组组长及陕西省医学会普通外科学分会主任委员。长期致力于肝胆胰疾病临床诊治和器官移植研究工作，在复杂肝胆胰疾病、肝移植、多器官联合及异种移植等方面取得了多项原创成果：国际首创脾窝辅助性肝移植术，国际首例脾窝辅助肝移植联合肾移植、亚洲首例肝心肾联合移植；亚洲首例成功的肝胰肾联合移植，国内首例成功的活体肝移植。领衔开展了国内首例基因编辑猪－猴异种肝移植、国际首例多基因编辑猪－猴多器官、多组织联合移植。主持国家"973 计划"、"863 计划"、国防科技 173 计划、国家科技支撑计划、国家自然科学基金重点项目等课题 30 余项。发表论文 670 余篇，SCI 收录 180 余篇，单篇最高他引 1500 余次。主编专著 9 部。获国家科技进步奖二等奖（2 项）、国家级教学成果奖二等奖、中华医学科技奖一等奖、陕西省科学技术奖一等奖（2 项）、军队医疗成果奖一等奖、陕西省教学成果奖特等奖、何梁何利基金科学与技术进步奖等。获第三届中国医师奖、"大医精神"代表、第五届白求恩式好医生、军队育才金奖、全军器官移植终身成就奖、空军科技领军攀高计划人才、陕西省"特支计划"杰出人才、空军军医大学终身成就奖等，荣立个人二等功两次。

主编

陶开山

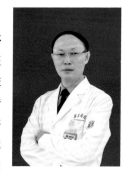

空军军医大学西京医院肝胆外科主任,国家器官移植临床重点专科主任,全军器官移植研究所主任,主任医师,教授,医学博士,博士研究生导师。在肝胆外科临床和科研一线工作30余年,在肝癌、胰腺癌、胆囊癌、胆管癌、腹部巨大肿瘤的诊断和治疗上有很高造诣。擅长肝癌、胰腺癌等以外科手术为主的综合治疗,擅长处理腹部疑难杂症、肝脏移植和多器官联合移植手术等。牵头西京医院肝癌多学科诊疗,担任陕西省肝癌防治联盟主席、中国研究型医院学会普通外科学专业委员会副主任委员、中华医学会器官移植学分会常务委员、中华医学会肿瘤学分会肝癌专业委员会常务委员、中华医学会外科学分会移植学组委员兼秘书长、中国研究型医院学会加速康复外科学专业委员会常务委员、中国研究型医院学会消化道肿瘤学专业委员会常务委员、全军器官移植学委员会副主任委员、陕西省医师协会器官移植委员会主任委员、陕西省医学会器官移植委员会候任主任委员等职。主持国家重点研发计划、中国医药卫生事业发展基金、全军重大课题、军队重点实验室建设、国家自然科学基金等30余项课题研究。牵头的器官移植研究团队获陕西省"三秦学者"全国一流创新团队。发表论文180余篇,其中以第一作者和通讯作者发表SCI 100余篇。主编专著1部,参编专著8部。获得国家科技进步奖二等奖1项、中华医学科技奖一等奖1项、陕西省科技进步奖一等奖4项、陕西省教学成果奖一等奖1项。

宋文杰

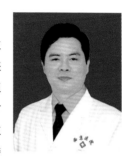

空军军医大学西京医院肝胆外科副主任、二病区主任,医学博士,副主任医师,副教授,硕士研究生导师,陕西省"高层次人才特殊支持计划"科技创新领军人才。担任国际肝胆胰协会中国分会肝胆胰 MDT 专业委员会常务委员、北京健康促进会肝胆胰中青年专家委员会副主任委员及中国研究型医院学会普通外科学专业委员会委员等学术职务。长期从事肝胆胰脾外科专业,在肝癌综合治疗与转化治疗、梗阻性黄疸、肝硬化脾亢、巨大肝血管瘤、肝胆胰恶性肿瘤和疑难病症的外科诊疗方面具有丰富经验和独特的见解。承担国家自然科学基金课题 2 项、陕西省社会发展科技攻关项目及陕西省"高层次人才特殊支持计划"科技创新领军人才课题各 1 项,发表论文 50 余篇,副主译专著 1 部,参编 4 部。获陕西省科技进步奖一、二等奖及陕西省教学成果奖一等奖各 1 项。先后获个人三等功、"四有"优秀军官、优秀科技工作者、卫生扶贫优秀个人、教学先进个人、安全生产先进个人及优秀医务工作者等荣誉。

徐 健

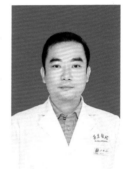

空军军医大学西京医院介入手术中心主任、放射科副主任，医学博士，副主任医师，硕士研究生导师。中国医师协会介入医师分会常务委员，中华医学会放射学分会介入学组青年委员，中国医师协会放射医师分会微创治疗学组委员，陕西省医学会介入放射学分会副主任委员，陕西省抗癌协会肿瘤介入诊疗分会副主任委员、青委会主任委员，陕西省医学会放射学分会常委，陕西省医师协会放射医师分会总干事，《实用放射学杂志》常务编委，《中国医学影像学杂志》编委。主持国家自然科学基金1项、省级及院校级课题4项，以第一作者及通讯（含共同第一及共同通讯）作者发表SCI 7篇。获陕西省科技进步奖二等奖2项、陕西省优秀教学团队成员、软件著作权4项、实用新型专利4项。作为第一完成人获第一届全国仿真应用大赛陕西省赛区二等奖，获批省级一流本科课程1项。

　　数据显示,2020 年,我国新增肝癌患者 41 万例,因肝癌导致 39.12 万人死亡,分别占全球新发和死亡人数的 45.3% 和 47.1%。肝癌的 5 年生存率仅为 14.7%,极大地威胁着人民群众的生命健康,也给个人、家庭及社会带来沉重的负担,亟须探索新的治疗模式。近年来,随着肝癌系统治疗技术的进步,介入栓塞、放疗及射频消融等技术的发展,以及临床管理理念的更新和水平的提升,为肝癌的多学科诊疗模式提供了可能。

　　多学科综合诊疗团队(multiple disciplinary team, MDT)是由多个学科专家组成的比较固定的治疗团队,针对某一疾病、某个患者,通过定期、定时的专家会诊,提出适合患者目前病情的最佳治疗方案。这种诊疗模式的核心是以患者为中心,针对其实际病情,依据循证医学证据,结合临床经验,制订最佳的个体化诊疗方案。尽管肝癌 MDT 管理理念已得到广泛认可,也是未来医学发展的必然趋势,但在临床实施过程中依然面临不少困难和挑战,少有相关教材系统展示不同患者的 MDT 决策过程,便于多学科年轻医师进行学习,这也是我们编写本书的初衷。

　　本书汇集了空军军医大学西京医院肝癌多学科诊疗

团队近年诊治的 10 例经典案例,涵盖了肝癌领域疑难、复杂和少见病例。在编排结构上,从多层次、多学科的角度出发展示每个病例,结合指南(规范)和诊疗进展进行详细的临床逻辑分析,阐述每个病例的诊疗要点和治疗过程,以充分体现本书的前沿性、可读性及实用性。本书可作为肝癌诊疗相关多学科各级医师及医学生的参考用书。

在本书的编写过程中,窦科峰院士给予了精心指导和鼎力支持,在此表示衷心感谢!

由于编写经验有限,书中难免存在不足之处,敬请各位同道不吝批评、指正!

《西京·肝癌多学科团队诊疗病例》编委会

2024 年 4 月

目 录

肝癌伴颅骨寡转移

一、病情简介

【基本信息】

患者,男,63 岁,于 2022 年 2 月 20 日入院。

【主诉】

颅骨转移瘤术后 2 月余,发现肝占位 2 个月。

【现病史】

患者 3 个月前发现前额部包块,伴间断性头痛、头晕,未处理。2 个月前发现包块增大,头痛、头晕症状加重,当地医院考虑为头皮囊肿,决定行手术切除,术中发现颅骨受侵犯,建议到上级医院就诊。患者术后头痛、头晕症状加重,伴恶心、呕吐,进一步在当地上级医院行影像学检查,考虑为颅内占位性病变、颅内恶性肿瘤(图 1-1)。随后患者出现喷射性呕吐、意识不清等症状,于 2021 年 12 月 22 日行开颅肿瘤切除术 + 去骨瓣减压术。经疑难病理会诊平台远程会诊后,考虑为"恶性肿瘤颅骨转移"。患者术后恢复可,现为求进一步诊治来我院就诊。

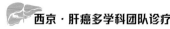

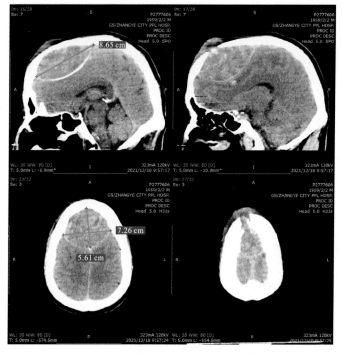

图 1-1　头颅 CT 提示额部巨大占位并颅骨骨质破坏

【特殊既往史、家族史及个人史】

2012 年,发现患慢性丙型病毒性肝炎(丙肝),2015 年开始应用干扰素治疗。

【重要专科体征】

无。

【主要化验及辅助检查结果】

甲胎蛋白(AFP)6505 ng/mL,异常凝血酶原(PIVKA - Ⅱ)3702 mAU/mL;丙肝病毒抗体阳性;丙肝病毒 RNA 定量为阴性。肝功能 Child - Pugh 分级:A 级。

腹部平扫/增强 CT:肝脏外缘凹凸不平,各叶比例失调,肝裂增宽,肝右叶见团块状"快进快出"强化影,实性包块大小约 5.5 cm ×

4.9 cm,其内见囊变区。诊断意见:①肝硬化;②肝右叶占位,符合恶性病变(图1-2)。

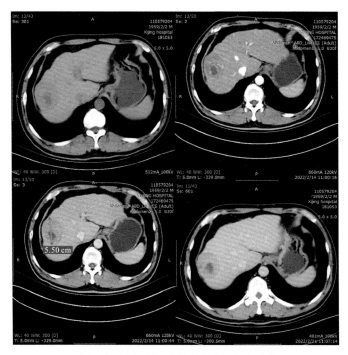

图1-2 上腹部CT提示肝右叶实性占位

【诊断】

1. 肝占位性病变

原发性肝细胞癌(CNLC Ⅲb期)?

2. 颅骨转移瘤术后

3. 肝硬化

4. 慢性丙型病毒性肝炎

二、MDT 讨论过程

首次讨论

【讨论时间】

2022 年 2 月 23 日。

【讨论目的】

明确疾病诊断及选择后续治疗方案。

【参与科室】

肝胆外科、介入科、影像科、超声科、病理科、肝病科、放疗科、肿瘤科。

【讨论意见/结论】

结合患者的病史、化验及影像学检查结果,考虑原发性肝细胞癌伴颅骨转移的可能性大。建议再次进行颅骨转移灶病理检查,同时行肝脏右叶病灶超声引导下穿刺活检,以明确诊断。根据《原发性肝癌诊疗指南(2022 年版)》及《肝癌转化治疗中国专家共识(2021 版)》,肿瘤的临床分期为 CNLC Ⅲb 期。因此,目前采用以系统治疗为基础的综合治疗方案,并根据治疗效果及时调整治疗方案。治疗过程中应考虑肝细胞癌的寡转移状态,关注肝脏原发病灶进一步切除的可行性。

【执行情况及治疗结局】

病理报告:(额骨颅内肿瘤)恶性上皮样肿瘤,伴显著广泛坏死,免疫表型 Hep(+),提示为转移性肝细胞癌。免疫组化染色结果:HMB-45(-),Melan A(-),SOX10(-),MITF(-),TTF-1(-),Glypican-3(-),SALL4(-),Pax-8(-),Inhibin-α(-),S100(-),Ki-67(+,50%~75%),CK(AE1/AE3)(+),CK8/18(+),Hep(+)(图1-3)。2022 年 2 月 24 日,行肝脏穿刺活检,提示为肝细胞癌(图1-4)。

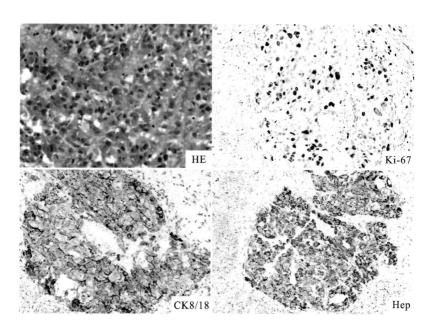

图 1 - 3 颅骨肿瘤组织 HE 染色及免疫组化染色切片

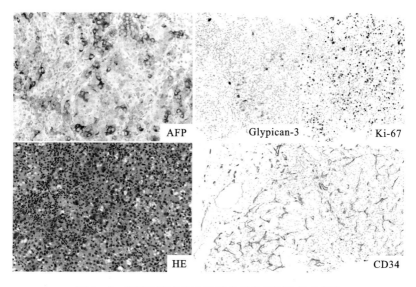

图 1 - 4 肝脏穿刺组织 HE 染色及免疫组化染色切片

2022年2月28日,行药物洗脱微球栓塞术(drug-eluting beads TACE,d-TACE)。2022年3月9日起,行3个周期靶向免疫联合治疗,采用达伯舒+达攸同("双达"方案),每3周1次。影像学疗效评估:肝脏病灶完全缓解(complete response,CR)(图1-5)。肿瘤标志物AFP及PIVKA-Ⅱ正常。

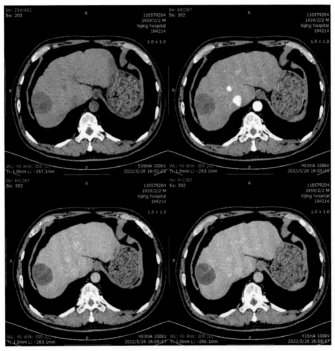

图1-5 上腹部CT疗效评估,肝脏病灶CR

第二次讨论

【讨论时间】

2022年6月3日。

【讨论目的】

制订下一步治疗方案。

【参与科室】

肝胆外科、介入科、影像科、病理科、肿瘤科。

【讨论意见/结论】

行普美显核磁共振、PET－CT检查,排除肝内及肝外病灶转移,完善术前准备,必要时切除肝脏原发病灶,剔除微小残留病灶(minimal residual disease,MRD),降低复发率。

【执行情况及治疗结局】

普美显核磁共振、PET－CT检查未提示肝内及肝外病灶转移,Child－pugh分级:A级,吲哚菁绿(indocyanine green,ICG)15分钟滞留率为16.8%。2022年6月6日,对患者行肝右前叶切除术＋胆囊切除术(图1－6)。

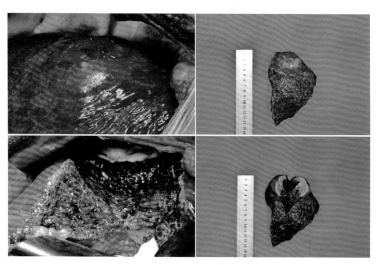

图1－6　术中照片及切除的部分肝脏标本

术后病理报告:①肝组织标本内见大片坏死,未查见明确癌细胞残余及癌栓,坏死周围组织增生伴急、慢性炎细胞浸润及异物肉芽肿反应。结合临床,符合肝癌综合治疗术后反应。切缘未查见癌组织。周围肝组织呈结节性肝硬化(G3S4)(图1－7)。肝癌综合治疗后病理评估:病理完全缓解(pathologic complete response,pCR)。②慢性胆囊炎急性活动伴胆固醇息肉。

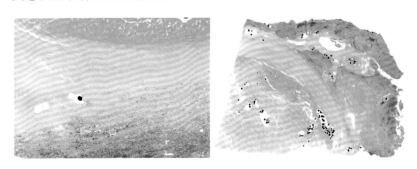

图1-7 术后肝组织 HE 染色切片

术后建议患者继续行靶向免疫联合方案辅助治疗半年到1年,定期复查。患者因多种因素影响,未执行辅助治疗。

三、诊疗及随访

患者诊疗及随访过程如图1-8所示。

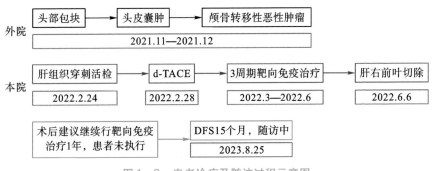

图1-8 患者诊疗及随访过程示意图

患者自发病以来,已生存22个月,手术后随访15个月,头颅及腹部 CT 未见肿瘤复发(图1-9),肿瘤标志物正常(图1-10)。

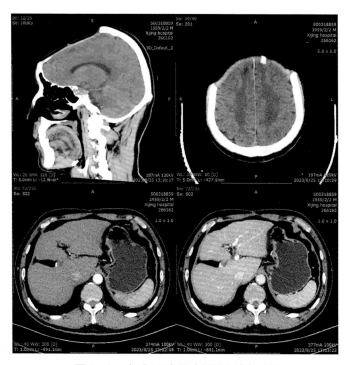

图 1-9 术后 15 个月头颅及上腹部 CT

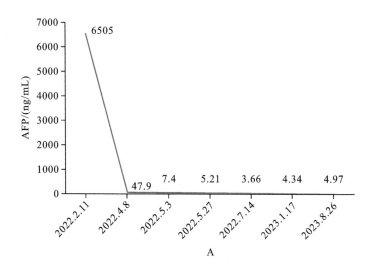

A

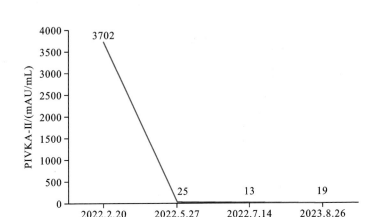

图 1 – 10　肿瘤标志物监测图

四、病例点评

肝癌颅骨转移属于肝细胞癌（hepatocellular carcinoma，HCC）晚期，即中国肝癌分期（Chinese liver cancer staging，CNLC）Ⅲb 期，目前关于这方面的研究较少，多是个案报道，发生率为 0.4% ~ 1.6%。患者常伴有脊柱转移，可能是通过椎静脉丛（Batson's veins）播散。目前，国内指南多推荐系统治疗，但疗效有限，预后极差。

研究表明，肿瘤的转移是一个复杂的多步骤、多阶段过程。其中，从局限性病灶到广泛转移有一个过渡状态，称为寡转移（oligometastasis）。这一概念由美国肿瘤放射治疗专家 Samuel Hellman 于 1995 年提出，是指患者的原发肿瘤发生了远处转移，但局限在某个器官内，而且转移灶的数量较少（通常 <5 个），主要强调肿瘤负荷小。处于寡转移状态的肿瘤具有相对惰性的生物学特征，如采取积极治疗策略，可以延缓肿瘤进展，甚至改善预后。目前，对于结肠癌、肺癌、前列腺癌寡转移的治疗均取得了积极的疗效。

本例患者来我院就诊时，虽已切除了颅骨转移病灶，但尚不能确认是否属于寡转移状态。经过 3 个月的综合治疗（d – TACE + 3 周期靶向免疫治疗),病情稳定,未见明显进展,为减少原发病灶 MRD,经 MDT 团队讨论后,决定切除肝右前叶,术后建议继续行靶向免疫联合方案辅助治疗半年到 1 年,定期复查。因多种原因影响,患者术后未进行靶向免疫治疗及按时复查。目前,患者自发病以来,已生存 22 个月,无瘤生存(disease-free survival,DFS)15 个月,在一定程度上实现了"cancer free"(无瘤生存)和"drug free"(无须用药)。尽管目前尚缺乏对肝癌寡转移的系统研究,但随着临床早期对肝癌寡转移积极干预能够改善生存情况的证据不断增加,加之影像学、系统治疗技术等的发展,必将进一步丰富转移性肝癌的治疗方法,最终将提升晚期肝细胞癌患者的预后。此外,既往有文献报道,半数肝细胞癌患者以颅骨转移为首发体征,首次误诊率高达 71%。因此,当既往有慢性肝病的患者出现不明原因头部包块时,需警惕肝细胞癌转移的可能。

(宋文杰　李伟民　陶开山)

参考文献

[1] 国家卫生健康委办公厅.原发性肝癌诊疗指南(2022 年版)[J].临床肝胆病杂志,2022,38(2):288-303.

[2] 中国抗癌协会肝癌专业委员会转化治疗协作组.肝癌转化治疗中国专家共识(2021 版)[J].中国实用外科杂志,2021,41(6):618-632.

[3] PITRODA S P,CHMURA S J,WEICHSELBAUM R R. Integration of radiotherapy and immunotherapy for treatment of oligometastases[J]. Lancet Oncol,2019,20(8):e434-e442.

[4] KIM T H,NAM T K,YOON S M,et al. Stereotactic ablative radiotherapy for oligometastatic hepatocellular carcinoma:a multi-institutional retrospective study(KROG 20-04)[J]. Cancers(Basel),2022,14(23):5848.

[5] KIM K,KIM T H,KIM T H,et al. Efficacy of local therapy for oligometastatic hepatocellular carcinoma:a propensity score matched analysis[J]. J Hepatocell Carcinoma,2021,8:35-44.

[6] KIM K, LEE J,SEONG J. Skull base metastasis from hepatocellular carcinoma:

clinical presentation and efficacy of radiotherapy[J]. J Hepatocell Carcinoma, 2022,9:357 – 366.

[7] YANG X,XU H,ZUO B,et al. Downstaging and resection of hepatocellular carcinoma in patients with extrahepatic metastases after stereotactic therapy[J]. Hepatobiliary Surg Nutr,2021,10(4):434 – 442.

[8] LONG X,ZHANG L,WANG W Q,et al. Response of scalp and skull metastasis to Anti – PD – 1 antibody combined with regorafenib treatment in a Sorafenib – resistant hepatocellular carcinoma patient and a literature review[J]. Onco Targets Ther,2022,15:703 – 716.

[9] SUSHEELA S P,REVANNASIDDAIAH S,BASAVALINGAIAH A S,et al. Painless lump over the forehead which turned painful:an unusual presentation of hepatocellular carcinoma[J]. BJR Case Rep,2015,1(2):20150033.

病例 **②** 肝癌伴门静脉癌栓及肝内多发转移

一、病情简介

【基本信息】

患者,男,49 岁,于 2021 年 2 月 23 日入院。

【主诉】

间断右上腹胀痛 4 月余。

【现病史】

患者 4 个月前无明显诱因出现右上腹胀痛,影响睡眠,程度可耐受,无恶心、呕吐、发热等不适,未处理。近 1 个月胀痛加重,3 天前就诊于我院,行 CT 检查,提示肝内多发占位,多系恶性,原发性肝细胞癌并肝内转移可能性大,门诊以"肝细胞癌"收入院。

【特殊既往史、家族史及个人史】

2015 年,发现患乙型病毒性肝炎(乙肝),未治疗。吸烟史 20 年,平均每日 1 包,已戒烟 10 年。偶尔饮酒。

【重要专科体征】

右上腹稍隆起,肝脏下缘位于右侧肋缘下 3 横指处,可触及直径约 10 cm 的肿块,质地较硬,活动度差。

【主要化验及辅助检查结果】

肿瘤标志物 AFP > 1200 ng/mL,PIVKA - Ⅱ 2020 mAU/mL;乙肝五项提示表面抗原(HBsAg)、e 抗体(抗 - HBe)、核心抗体(抗 - HBc)阳性;乙肝病毒 DNA 定量为阴性。肝功能 Child - Pugh 分级:A 级。

腹部平扫/增强 CT:肝脏实质见多发团片状低密度影,较大者位于肝右前叶下段,其内密度不均,并可见片状坏死区,测较大截面约9.7 cm×8.8 cm。增强扫描呈"快进快出"表现,余病灶边缘轻度强化,可能侵犯门静脉右前支。诊断意见:肝内多发占位,多系恶性,原发性肝细胞癌并肝内转移可能性大(图 2 - 1)。

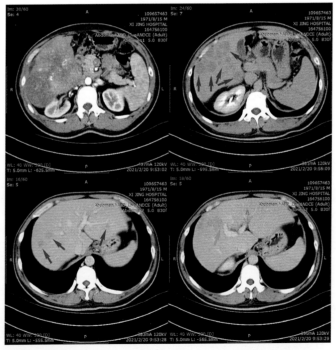

肝内多发转移瘤(红色箭头),门静脉右前支癌栓(绿色箭头)。

图 2 - 1 上腹部 CT 提示肝内巨大肿瘤并肝内多发转移

【诊断】

　　1. 肝占位性病变

　　　　原发性肝细胞癌(CNLC Ⅲa 期)

　　2. 乙肝肝硬化代偿期

　　3. 慢性乙型病毒性肝炎

二、MDT 讨论过程

首次讨论

【讨论时间】

　　2021 年 2 月 23 日。

【讨论目的】

　　明确疾病诊断及选择后续治疗方案。

【参与科室】

　　肝胆外科、介入科、影像科、超声科、病理科、肝病科、放疗科、肿瘤科。

【讨论意见/结论】

　　结合患者病史、化验及影像学检查结果,考虑"原发性肝细胞癌并肝内多发转移"诊断成立。同时,CT 阅片提示肿瘤可能侵犯门静脉右前支,根据《原发性肝癌诊疗规范(2019 年版)》,肿瘤的临床分期为 CNLC Ⅲa 期,因此,建议采用"d‑TACE + 靶向 + 免疫 + 抗病毒"的综合治疗方案,并根据治疗效果及时调整治疗方案。

【执行情况及治疗结局】

　　2021 年 2 月 23 日,给予程序性细胞死亡蛋白‑1(programmed death‑1,PD‑1)抑制剂卡瑞利珠,200 mg,静脉滴注治疗。2 月 24 日,行 d‑TACE。2 月 25 日起,行抗病毒治疗(富马酸替诺福韦二吡呋酯片,口服,每日 1 片),并口服酪氨酸激酶抑制剂(tyrosine kinase inhibitor,TKI)仑伐替尼,8 mg,每日 1 次。3 月 29 日及 4 月 1 日再次给予 PD‑1 抑制剂及 d‑TACE 治疗。5 月 28 日，行影像学疗效评估，提示肝脏病灶部分缓解(partial response，PR)，肿瘤负荷及活性明显降低(包括大小及数目)，肝左叶及肝右叶Ⅶ、Ⅷ段多个转移灶消失(图 2 - 2)。肿瘤标志物指标明显下降，AFP 1200 ng/mL，PIVKA - Ⅱ 44 mAU/mL。

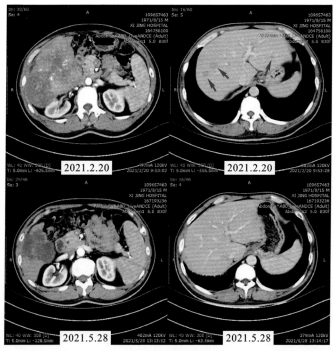

图 2 - 2　上腹部 CT 疗效评估，肝脏病灶 PR，肿瘤负荷及活性明显降低

第二次讨论

【讨论时间】

2021 年 5 月 28 日。

【讨论目的】

制订下一步治疗方案。

【参与科室】

肝胆外科、介入科、影像科、病理科、肿瘤科。

【讨论意见/结论】

经过前期的综合治疗,肿瘤生长被有效控制,肿瘤负荷及活性明显降低,肝左叶及肝右叶多个转移灶消失,肿瘤标志物 AFP 及 PIVKA-Ⅱ显著下降,影像学评估提示肝脏病灶 PR。建议完善术前准备,必要时切除肝脏病灶,减少 MRD,降低肝癌局部复发率。

【执行情况及治疗结局】

患者及其家属拒绝手术治疗,因此于 2021 年 5 月 29 日、6 月 26 日、7 月 30 日及 8 月 31 日分别给予了 PD-1 抑制剂治疗,并于 8 月 2 日再次行 d-TACE 治疗。2021 年 9 月 25 日,化验肿瘤标志物 AFP 691 ng/mL,较 7 月 20 日 AFP(89.14 ng/mL)显著上升,PIVKA-Ⅱ水平正常。上腹部 CT 提示肝右叶可疑强化病灶,复发待排(图 2-3)。

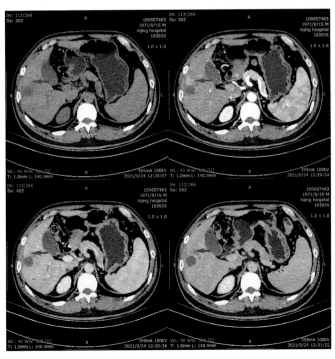

图 2-3　上腹部 CT 提示肝脏右叶可疑强化灶

第三次讨论

【讨论时间】

2021 年 9 月 25 日。

【讨论目的】

制订后续治疗方案。

【参与科室】

肝胆外科、介入科、影像科、病理科、肝病科、肿瘤科。

【讨论意见/结论】

经过前期的综合治疗,肿瘤病灶缓解已达 6 个月。目前,肿瘤标志物 AFP 691 ng/mL,较上次化验结果显著上升,而且腹部 CT 影像也提示肝脏右叶片状强化灶,复发待排除。综合以上情况,不排除患者发生了耐药。根据《原发性肝癌诊疗规范(2019 年版)》,目前患者已初步具备根治性切除的条件,建议其积极完善术前相关检查,行普美显核磁共振、PET - CT 排除肝内及肝外病灶转移,争取切除肝脏病灶,减少 MRD,降低肝癌局部复发率。

【执行情况及治疗结局】

与患者及其家属沟通后,于 2021 年 9 月 26 日再次给予 PD - 1 抑制剂治疗,待数日后进行手术切除。普美显核磁共振、PET - CT 未提示肝内及肝外病灶转移,Child - Pugh 分级:A 级,ICG 15 分钟滞留率为 10.7 %。肝脏三维重建提示肿瘤位于 Ⅴ、Ⅵ段(图 2 - 4)。2021 年 10 月 14 日,患者于全身麻醉下行肝脏部分(Ⅴ段 + Ⅵ段)切除术 + 胆囊切除术(图 2 - 5)。术后病理报告:①(肝癌综合治疗术后,肝脏)大片坏死组织伴局灶肉芽肿反应,坏死周围纤维组织增生,组织细胞、淋巴细胞及浆细胞浸润,于紧邻坏死的纤维组织外查见 2 枚异型结节,免疫组化染色未提示有明确肿瘤残余。切缘未查见癌组织,脉管内未查见癌栓(图 2 - 6)。癌周为慢性肝炎伴结节性肝硬化(G2S3 - 4)。

肝癌综合治疗后病理评估:病理完全缓解(pCR)。②慢性胆囊炎。术后建议患者定期复查,继续行靶向免疫联合方案辅助治疗半年到1年。患者在当地医院定期复查,继续靶向免疫治疗23个月。

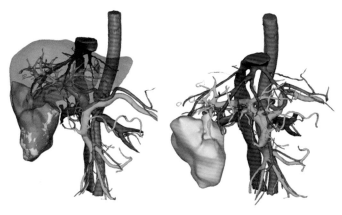

图2-4　肝脏三维重建提示肿瘤位于Ⅴ、Ⅵ段

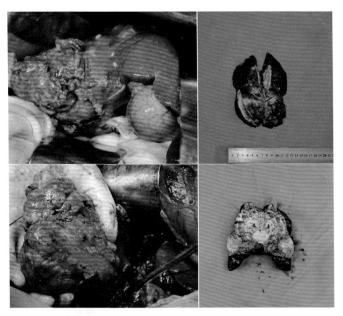

图2-5　术中照片及切除的部分肝脏标本

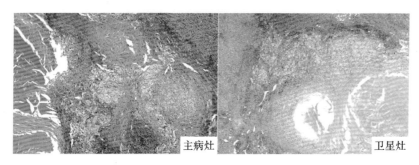

图 2-6　术后肝组织 HE 染色切片

三、诊疗及随访

患者诊疗及随访过程如图 2-7 所示。

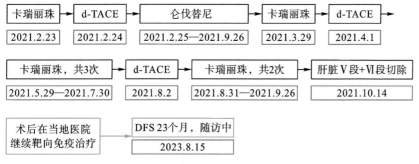

图 2-7　患者诊疗及随访过程示意图

患者自发病以来,已生存 31 个月,手术切除后无瘤生存 23 个月,肿瘤标志物正常(图 2-8),腹部 CT 未见肿瘤复发(图 2-9)。

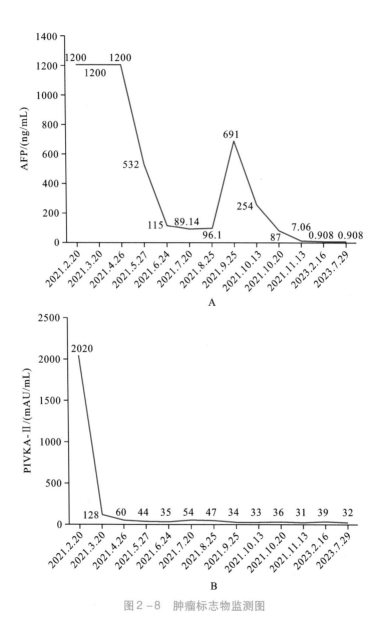

图 2-8　肿瘤标志物监测图

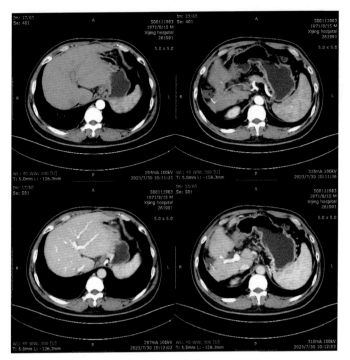

图2-9 腹部CT未提示肿瘤复发

四、病例点评

2020年,我国肝细胞癌新发病例数在全球占比45.3%,患病人数达到41万,死亡病例数为39万,全球占比47.1%。近年来,尽管肝癌的治疗手段取得了巨大的进步和发展,但整体治疗效果依然很差,患者的5年生存率仅为14.7%,无论对于患者个人、家庭还是社会都是沉重的负担。究其原因,主要是我国肝癌患者就诊时多数已是中晚期,不具备手术切除的条件。晚期肝癌患者的预后非常差,自然生存中位时间为8~9个月,无论手术切除、介入栓塞化疗还是全身化疗,整体疗效都非常有限。

研究表明,转化治疗是提高中晚期肝癌患者生存率的重要手段之一。肝癌的转化治疗就是将不可切除肝癌转为可切除肝癌,然后切除肿瘤。肝癌不可切除的原因分为两个层次:一是外科学意义上的不可切除,包括患者全身情况或肝功能不能耐受手术、剩余肝脏体积(future liver remnant,FLR)不足等;另一个层次是肿瘤学(生物学)意义上的不可切除,即从技术角度出发,肿瘤可切除,但切除以后不能获得比非手术治疗更好的疗效。肝癌转化治疗的历史可以追溯到 20 世纪 70 年代,国外研究者曾报道过巨大肝母细胞瘤经化学治疗和放射治疗缩小后再切除的病例。20 世纪 90 年代,国内外多家医学中心报道了肝细胞癌肝动脉插管化疗栓塞术(transcatheter arterial chemoembolization,TACE)或核素体内照射、体外照射后,肿瘤缩小、肿瘤分期降低(降期),继而获得切除的系列研究;更为重要的是,这类研究结果显示,经过转化切除的患者,其术后 5 年生存率可达 50% ~ 60% ,与早期肝癌切除后的生存率相当。《原发性肝癌诊疗规范(2019 年版)》将转化治疗列入不可切除肝癌的治疗方式之一。

尽管转化治疗是改善晚期肝癌患者预后的极具发展前景的治疗手段,但对于减轻肿瘤负荷、降低肿瘤分期一直缺乏有效的手段。2007 年,靶向药物索拉非尼问世,它的投入使用开创了肝癌系统治疗(中位生存时间为 11 ~ 12 个月)的先河,靶向免疫联合方案(中位生存时间约 24 个月)的发展进一步延长了晚期肝癌患者的生存时间,也为肝癌转化治疗的开展奠定了坚实的基础。

同多数肝癌患者一样,本例患者就诊时已是肝癌晚期,肿瘤负荷大,最大直径约 9.7 cm,肝内有多发转移病灶,门静脉右前支受侵犯,手术直接切除效果差。根据《原发性肝癌诊疗规范(2019 年版)》,经本院 MDT 的多次讨论,为患者制订了"d - TACE + 靶向 + 免疫 + 抗病毒"的综合治疗方案,并根据治疗效果综合评估,个体化调整治疗方案。经过多个周期的介入栓塞化疗、靶向免疫联合治疗,成功实现了肿瘤降期,并切除了肝脏病灶。截至目前,患者已生存 31 个月,无瘤生存 23 个月。总而言之,随着肝癌系统治疗的丰富,介入治疗、放疗、射频消融等技术的进步,以及多学科的协作、转化等理念的加深,必将进一步推进我国肝癌治疗技术的发展，造福更多的肝癌患者。

（宋文杰　杨龙　杨丽）

参考文献

[1] 中国抗癌协会肝癌专业委员会转化治疗协作组.肝癌转化治疗中国专家共识（2021版）[J].中国实用外科杂志,2021,41(6):618-632.

[2] 原发性肝癌诊疗规范（2019年版）[J].肝癌电子杂志,2020,7(01):5-23.

[3] 中国医师协会肝癌专业委员会.肝细胞癌合并肝静脉或下腔静脉癌栓多学科诊治中国专家共识（2019版）[J].中华消化外科杂志,2020,19(1):21-27.

[4] HERMANN R E,LONSDALE D.CHEMOTHERAPY.Radiotherapy,and hepatic lobectomy for hepatoblastoma in an infant:report of a survival[J].Surgery,1970,68(2):383-388.

[5] TANG Z Y,LIU K D,BAO Y M,et al.Radioimmunotherapy in the multimodality treatment of hepatocellular carcinoma with reference to second-look resection[J].Cancer,1990,65(2):211-215.

[6] SITZMANN J V,ABRAMS R.Improved survival for hepatocellular cancer with combination surgery and multimodality treatment[J].Ann Surg,1993,217(2):149-154.

[7] LAU W Y,HO S K,YU S C,et al.Salvage surgery following downstaging of unresectable hepatocellular carcinoma[J].Ann Surg,2004,240(2):299-305.

[8] ZHANG Y,HUANG G,WANG Y,et al.Is Salvage liver resection necessary for initially unresectable hepatocellular carcinoma patients downstaged by transarterial chemoembolization? Ten years of experience[J].Oncologist,2016,21(12):1442-1449.

[9] TANG Z Y,UY Y Q,ZHOU X D,et al.Cytoreduction and sequential resection for surgically verified unresectable hepatocellular carcinoma:evaluation with analysis of 72 patients[J].World J Surg,1995,19(6):784-789.

[10] 赵海涛,桑新亭,芮静安,等.不能手术切除的晚期肝癌降期后切除疗效分析[J].中国医学科学院学报,2009,31(4):503-505.

[11] FINN R S,QIN S,IKEDA M,et al.Atezolizumab plus Bevacizumab in unresectable hepatocellular carcinoma[J].N Engl J Med,2020,382(20):1894-1905.

［12］FINN R S,IKEDA M,ZHU A X,et al. Phase Ib study of Lenvatinib plus Pembrolizumab in patients with unresectable hepatocellular carcinoma［J］. J Clin Oncol,2020,38(26):2960 – 2970.

［13］XU J,SHEN J,GU S,et al. Camrelizumab in combination with Apatinib in patients with advanced hepatocellular carcinoma(RESCUE):a nonrandomized,open – label,phase II trial［J］. Clin Cancer Res,2021,27(4):1003 – 1011.

肝癌伴肝静脉癌栓

一、病情简介

【基本信息】

患者,男,58 岁,于 2021 年 4 月 21 日入院。

【主诉】

右上腹疼痛 3 周。

【现病史】

患者于 3 周前无明显诱因出现右上腹痛,伴有腹胀,无恶心、呕吐、发热等不适,在当地医院行腹部超声检查,考虑"肝占位",建议前往上级医院进一步治疗,遂来我院就诊,门诊以"肝占位"收入我科。患者自发病以来,神志清,精神可,饮食及睡眠可,大小便正常,体重较前减轻约 1 kg。

【特殊既往史、家族史及个人史】

患者既往有乙肝病史 10 余年,未治疗。吸烟 30 年,每日 10 支。每日少量饮酒。

【重要专科体征】

右上腹轻度压痛,无反跳痛,无腹肌紧张,墨菲(Murphy)征阴性。

【主要化验及辅助检查结果】

AFP15.7 ng/mL, PIVKA - Ⅱ 74755 mAU/mL;乙肝五项提示HBsAg、抗 - HBe、抗 - HBc;乙肝病毒 DNA 定量为阴性。肝功能 Child - Pugh 分级:A 级。

腹部平扫/增强 CT:肝脏实质第二肝门处见团块状稍混杂密度影,周围假被膜形成明显,动脉期呈不均匀明显强化,其内见血管影穿行,静脉期及延迟期强化程度明显减低,呈"快进快出"式强化,较大截面约 8.97 cm×8.85 cm;肿瘤与第二肝门关系密切,肝中静脉受到侵犯,存在门静脉右前支受压可能(图 3 - 1)。诊断意见:肝占位性病变,多系恶性。

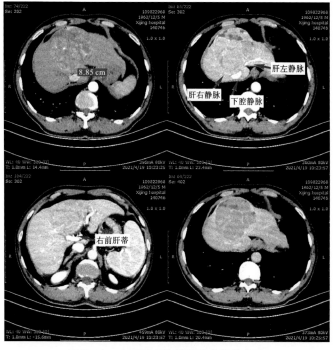

图 3 - 1　上腹部 CT 提示肝内实性占位

肝脏三维重建:肿瘤与第二肝门关系密切,肿瘤包绕肝中静脉及肝左静脉分支(图 3 - 2)。

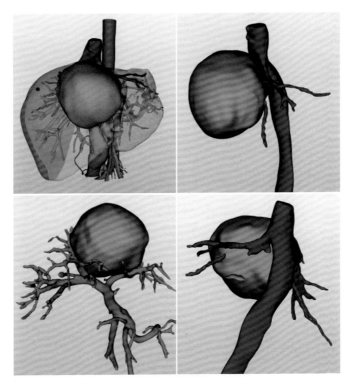

图 3-2 肝脏三维重建提示肿瘤与第二肝门及右前肝蒂关系密切

肝脏组织穿刺活检病理报告:肝小叶结构消失,异型细胞呈梁索状排列,细胞质丰富,嗜酸或透亮,呈浸润性生长。诊断意见:中分化肝细胞癌(图 3-3)。

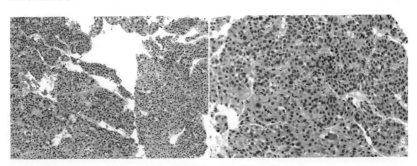

图 3-3 肝脏穿刺组织 HE 染色切片

【诊断】

    1. 肝占位性病变

        原发性肝细胞癌(CNLC Ⅲa 期)

    2. 乙肝肝硬化代偿期

    3. 慢性乙型病毒性肝炎

二、MDT 讨论过程

首次讨论

【讨论时间】

    2021 年 4 月 23 日。

【讨论目的】

    明确疾病诊断及选择后续治疗方案。

【参与科室】

    肝胆外科、介入科、影像科、超声科、病理科、肝病科、放疗科、肿瘤科。

【讨论意见/结论】

    结合其乙肝病史、化验及影像学检查结果,考虑原发性肝细胞癌诊断成立。CT 阅片提示肿瘤与第二肝门关系密切,肝中静脉受侵犯,根据《原发性肝癌诊疗规范(2019 年版)》及《肝细胞癌合并肝静脉或下腔静脉癌栓多学科诊治中国专家共识(2019 版)》,肿瘤的临床分期为 CNLCⅢa 期,无法行一期根治性切除手术。因此,采用"d – TACE + 靶向 + 免疫 + 抗病毒"的综合治疗方案,根据治疗效果每 6 ~ 8 周评估一次切除肝脏病灶的可行性。

【执行情况及治疗结局】

    2021 年 4 月 23 日,行 d – TACE,并于同日起行抗病毒治疗(富马酸替诺福韦二吡呋酯片,口服,每日 1 片)。4 月 30 日、5 月 21 日分别行靶向联合 PD – 1 抑制剂治疗 1 次。6 月 20 日,影像学疗效评估提示肝脏病灶 CR,肿瘤负荷及活性明显降低(图 3 – 4)。复查 AFP 4.25 ng/mL,PIVKA – Ⅱ 693 mAU/mL。

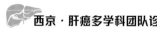

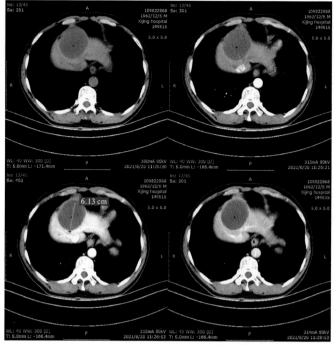

图3-4　上腹部CT疗效评估,肝脏病灶CR

第二次讨论

【讨论时间】

2021年6月20日。

【讨论目的】

制订下一步治疗方案。

【参与科室】

肝胆外科、介入科、影像科、病理科、肿瘤科。

【讨论意见/结论】

经过前期的综合治疗,肿瘤明显缩小,肿瘤负荷及活性明显降低,肝癌标志物AFP及PIVKA-Ⅱ指标显著下降,肿瘤被有效控制,影像学疗效评估提示肝脏病灶完全缓解。但如现阶段行肝脏病灶切除,尚无法保证切缘阴性,因此继续执行原有靶向免疫联合治疗方案 2 个周期,再评估根治性切除肝脏病灶的可行性。

【执行情况及治疗结局】

2021 年 6 月 23 日及 7 月 20 日再次行靶向联合 PD - 1 抑制剂治疗。2021 年 9 月 25 日,化验肿瘤标志物 AFP 2.88 ng/mL,PIVKA - Ⅱ 522 mAU/mL。上腹部 CT 及肝脏三维重建检查显示肝脏病灶进一步缩小(图 3 - 5,图 3 - 6)。

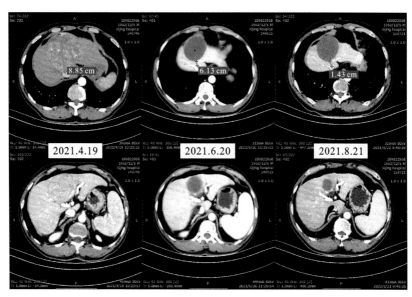

图 3 - 5　上腹部 CT 提示肝脏病灶明显缩小

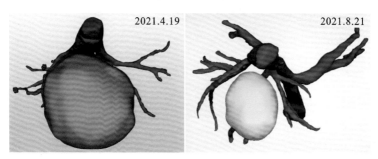

图 3 - 6　肝脏三维重建提示综合治疗后肿瘤明显缩小

第三次讨论

【讨论时间】

2021 年 8 月 23 日。

【讨论目的】

制订后续治疗方案。

【参与科室】

肝胆外科、介入科、影像科、病理科、肝病科、肿瘤科。

【讨论意见/结论】

经过前期 1 次 d - TACE 及 4 个周期靶向联合免疫的综合治疗,肿瘤缓解已达 4 个月,肿瘤标志物 PIVKA - Ⅱ仍未达到正常水平,尚不能排除 MRD。上腹部 CT 及肝脏三维重建提示肿瘤明显缩小,根据《原发性肝癌诊疗规范(2019 年版)》,患者已具备根治性切除肝脏病灶的条件,建议其积极完善术前相关检查,行普美显核磁共振、PET - CT,以排除肝内及肝外病灶转移,争取切除肝脏病灶,减少 MRD,降低肝癌局部复发率。

【执行情况及治疗结局】

行普美显核磁共振、PET - CT 检查,未提示肝内及肝外病灶转移。PET - MR 提示肝方叶团块状低密度病变,主体呈葡萄糖代谢缺损,病变右后边缘区 DWI 高信号伴葡萄糖代谢点状增高,结合病史,考虑为恶性病变(肝癌)治疗后主体病灶已无代谢活性,右后边缘区局部仍有轻度代谢活性,不能排除肿瘤复发或残留(图 3 - 7)。Child - Pugh 分级:A 级,ICG 15 分钟滞留率为 5.1%。行肝脏三维重建,提示肝中叶切除后剩余肝脏体积为 534.4 cm^3,残余肝脏体积占比为 61.7%。2021 年 8 月 26 日,患者于全身麻醉下行肝中叶切除术 + 胆囊切除术(图3 - 8)。

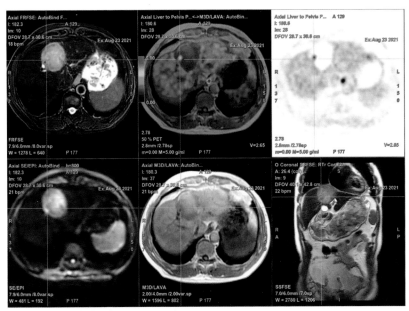

图 3-7 PET-MR 提示主体病变右后边缘区 MRD

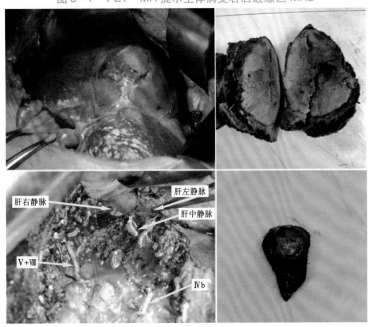

图 3-8 术中照片及切除的部分肝脏标本

术后病理报告:①(肝癌综合治疗术后)大片坏死组织伴局灶轻度肉芽肿反应,坏死组织周围纤维组织增生,伴淋巴细胞及浆细胞浸润,纤维组织间可见少许异型腺体,结合免疫表型,未提示存在明确的恶性证据;紧邻坏死的纤维组织外查见约10枚异型结节,直径0.1～1.0 cm,形态结合免疫组化染色结果,符合高分化肝细胞癌;切缘未查见癌组织,脉管内未见癌栓(图3-9)。癌周为慢性肝炎伴结节性肝硬化(G2S3-4)。免疫组化染色结果:Glypican-3(-),CK7(胆管,+),Hsp70(+),CD34及D2-40未提示脉管侵犯,Ki-67局部标记指数约20%。坏死周围炎细胞:CD3(+,约100个/高倍视野),CD8(+,约40个/高倍视野),CD20(+,约25个/高倍视野)。残余肿瘤主要为10枚异型结节,倾向为卫星结节,约占肿瘤床的5%,间质约占肿瘤床的10%,坏死组织约占肿瘤床的85%。②慢性胆囊炎伴胆固醇沉积症及混合型结石形成。

术后建议患者定期复查,继续行靶向免疫方案辅助治疗半年到1年。患者在当地医院定期复查,间断进行靶向免疫治疗。

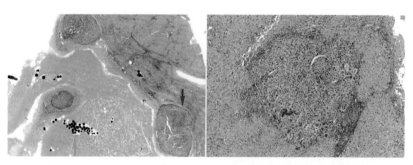

蓝色栓塞微球(↑),异型结节(↓)。

图3-9 术中切除组织HE染色切片

三、诊疗及随访

患者诊疗及随访过程如图3-10所示。

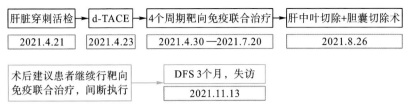

图 3-10 患者诊疗及随访过程示意图

手术切除肝脏病灶后,患者无瘤生存 3 个月,腹部 CT 未见肿瘤复发(图 3-11),肿瘤标志物正常(图 3-12),建议继续靶向免疫治疗,定期复查。

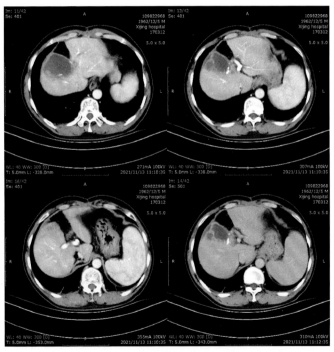

图 3-11 术后 3 个月腹部 CT 未提示肿瘤复发

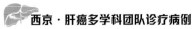

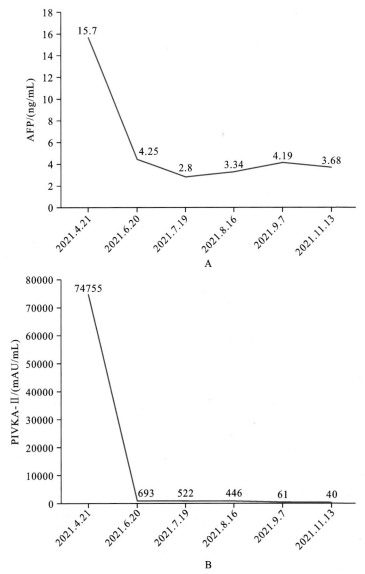

A

B

图 3-12　肿瘤标志物监测图

四、病例点评

临床上,肝癌侵犯门静脉形成门静脉癌栓更为常见,但其亦可侵犯肝脏流出道形成肝静脉癌栓(hepatic vein tumor thrombosis,HVTT)、下腔静脉癌栓(inferior vena cava tumor thrombosis,IVCTT)甚至右心房癌栓,发生率为 2% ~26%。目前,相关的研究较少,数据主要源于我国及日本。肝癌合并 HVTT/IVCTT 的患者预后较差,常在短时间内出现肝衰竭或癌栓脱落导致的肺栓塞、心脏栓塞等,病情凶险且死亡率极高,是肝癌预后不良的重要因素之一。因此,多数学者建议将其归入肝癌晚期(如 BCLC C 或 CNLC Ⅲa 期)。

遗憾的是,现行的各大指南对于肝癌合并 HVTT/IVCTT 的治疗尚缺乏明确的指导意见,包括巴塞罗那肝癌分期系统(Barcelona clinic liver cancer,BCLC)、美国癌症联合委员会(American Joint Commitee on Cancer,AJCC)肝癌分期标准(TNM 分期)、香港中文大学预后指数(Chinese University Prognostic Index,CUPI)等。日本肝脏学会(Japan Society of Hepatology,JSH)发布的肝癌管理指南中虽然提到了 HVTT/IVCTT,并推荐首选外科治疗,但证据主要源于一项回顾性研究,证据强度有待加强。我国学者发布了《肝细胞癌合并肝静脉或下腔静脉癌栓多学科诊治中国专家共识(2019 版)》,其主要是在肝癌系统治疗的基础上,根据癌栓侵犯静脉的不同位置,进行了更加细化的分型管理(图 3 -13)。尽管上述努力为肝癌合并 HVTT/IVCTT 患者的管理指

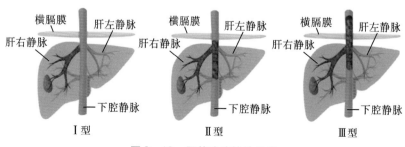

图 3 -13 肝静脉癌栓的分类

明了方向,但目前治疗效果依然堪忧。据近期文献报道,肝癌合并HVTT/IVCTT 患者的 5 年生存率为 4.7%,肝癌合并门静脉癌栓患者的 5 年生存率为 1.4%,而肝癌同时合并门静脉和肝静脉癌栓患者的 5 年生存率最差,仅为 0.8%。因此,亟须探索新的治疗模式,以改善此类患者的预后。

值得庆幸的是,既往文献表明,转化治疗是提高中晚期肝癌生存的重要手段之一。晚期肝癌患者经过转化切除,其术后 5 年生存率可达 50%~60%,与早期肝癌切除后的生存率相当。《原发性肝癌诊疗规范(2019 年版)》中将转化治疗列为不可切除肝癌的治疗方式之一。本例患者就诊时,肿瘤已侵犯肝静脉,同时与第二肝门及右前肝蒂关系密切,无法实现一期根治性切除。根据《原发性肝癌诊疗规范(2019 年版)》和《肝细胞癌合并肝静脉或下腔静脉癌栓多学科诊治中国专家共识(2019 版)》,西京医院肝癌 MDT 经多次讨论,为患者制订了"d - TACE + 靶向 + 免疫 + 抗病毒"的综合治疗方案,并根据治疗效果进行综合评估,个体化调整治疗方案。经过 1 个周期的介入栓塞化疗及 4 个周期靶向免疫联合治疗,成功实现了肝脏肿瘤的根治性切除。

此外,本例患者在切除病灶之前,影像学评估提示病灶 CR,切除的必要性一直是院内 MDT 和国内其他中心 MDT 讨论的热点话题,其核心问题为是否有微小残留病灶的存在。微小残留病灶(MRD)主要指在治疗后体内持续存在的低于常规检测限的残留肿瘤细胞或相关生物标志物。传统影像检查和常规血清学检测深度有限,不能准确、及时反映 MRD 情况。MRD 细胞数量很少,不会引起明显的体征或症状,但其反映了肿瘤的持续存在和临床进展可能。MRD 概念最早源于血液系统恶性肿瘤(如多发性骨髓瘤、急性淋巴细胞白血病、慢性淋巴细胞白血病等),已成为评估血液肿瘤治疗疗效和预后的重要指标,还用于指导治疗方案的选择和调整,评估移植效果和复发风险,以提高治愈率和延长生存期。近年来,MRD 概念的应用已从血液系统恶性肿瘤扩展到实体肿瘤(如乳腺癌、肺癌、结直肠癌、前列腺癌等),在临床诊疗决策中发挥着越来越重要的作用。我们 MDT 认为,目前对肝癌综合治疗后微小残留病灶的检测尚缺乏有效手段,而且本例患者肿瘤标志物 PIVKA - Ⅱ 为 446 mAU/mL,显著高于正常水平,肿瘤残余的可能性较大,手术切除可以减少局部复发。事实上,术后病理检查也证实存在 10 枚异型结节(残余肿瘤),约占肿瘤床的 5%;同时,术后肿瘤标志物 PIVKA - Ⅱ 迅速下降到正常水平。因此,在转化治疗后,为达到根治水平应尽量切除病灶,减少肿瘤局部复发。

(宋文杰　刘海亮)

参考文献

[1] HASHIMOTO T,MINAGAWA M,AOKI T,et al. Caval invasion by liver tumor is limited[J]. J Am Coll Surg,2008,207(3):383 - 392.

[2] FLORMAN S,WEAVER M,PRIMEAUX P,et al. Aggressive resection of hepatocellular carcinoma with right atrial involvement[J]. Am Surg,2009,75(11):1104 - 1108.

[3] CHEN Z H,WANG K,ZHANG X P,et al. A new classification for hepatocellular carcinoma with hepatic vein tumor thrombus[J]. Hepatobiliary Surg Nutr,2020,9(6):717 - 728.

[4] MÄHRINGER - KUNZ A,MEYER F I,HAHN F,et al. Hepatic vein tumor thrombosis in patients with hepatocellular carcinoma:Prevalence and clinical significance[J]. United European Gastroenterol J,2021,9(5):590 - 597.

[5] KOKUDO T,HASEGAWA K,MATSUYAMA Y,et al. Liver resection for hepatocellular carcinoma associated with hepatic vein invasion:a Japanese nationwide survey[J]. Hepatology,2017,66(2):510 - 517.

[6] LAU W Y,LAI E C. Salvage surgery following downstaging of unresectable hepatocellular carcinoma - a strategy to increase resectability[J]. Ann Surg Oncol,2007,14(12):3301 - 3319.

[7] CHAUDHURI A A,CHABON J J,LOVEJOY A F,et al. Early detection of molecular residual disease in localized lung cancer by circulating tumor DNA profiling[J]. Cancer Discov,2017,7(12):1394 - 1403.

[8] European Association for the Study of the Liver. EASL clinical practice guidelines:

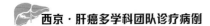

management of hepatocellular carcinoma[J]. J Hepatol,2018,69(1):182-236.

[9] 原发性肝癌诊疗规范(2019年版)[J]. 肝癌电子杂志,2020,7(1):5-23.

[10] 中国医师协会肝癌专业委员会. 肝细胞癌合并肝静脉或下腔静脉癌栓多学科诊治中国专家共识(2019版)[J]. 中华消化外科杂志,2020,19(1):21-27.

肝癌伴门静脉、肝静脉及下腔静脉癌栓

一、病情简介

【基本信息】

患者,男,52 岁,于 2022 年 4 月 24 日入院。

【主诉】

右上腹及腰背部胀痛 7 天。

【现病史】

患者于 7 天前无明显诱因出现右上腹及背部胀痛,无恶心、呕吐、发热等症状,在当地医院行腹部 CT 检查,考虑"肝占位",建议至上级医院进一步治疗,遂来我院就诊。在我院行腹部 B 超检查,提示肝内实性占位,门静脉主干内可见附壁栓子;下腔静脉肝后段可见栓子形成。门诊以"肝占位"收入我科。患者自发病以来,神志清,精神可,饮食及睡眠可,大小便正常,近 1 年体重减轻约 10 kg。

【特殊既往史、家族史及个人史】

患者既往有乙肝病史 40 余年,未治疗。其母亲、姑姑均有乙肝病史。

【重要专科体征】

右上腹稍隆起,肝脏下缘位于右侧肋缘下3横指处,可触及明显肿块,质地较硬,活动度差。右上腹轻度压痛,无反跳痛,无腹肌紧张,Murphy 征阴性。

【主要化验及辅助检查结果】

AFP 110010 ng/mL,PIVKA - Ⅱ 32004 mAU/mL;乙肝五项提示HBsAg、抗 - HBe、抗 - HBc 阳性;乙肝病毒 DNA 定量为阴性。肝功能Child - Pugh 分级:A 级。

腹部平扫/增强 CT:肝右叶可见片状稍低密度影,增强扫描呈不均匀强化,范围约10.93 cm×8.91 cm(图4 -1);门静脉主干末端、右支及肝右静脉、肝段下腔静脉可见充盈缺损影,肝门可见稍低淋巴结影(图4 -2,图4 -3)。诊断意见:肝右叶占位性病变,多系恶性,门静脉主干、右支及肝右静脉、肝段下腔静脉癌栓形成。

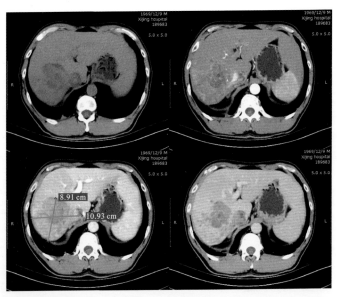

图4 -1 上腹部 CT 提示肝右叶实性占位

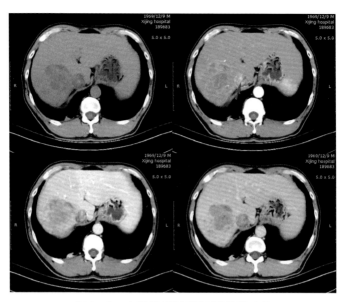

图 4 - 2　上腹部 CT 提示下腔静脉癌栓

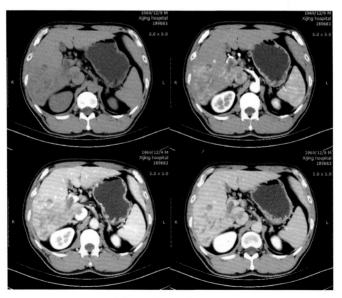

图 4 - 3　上腹部 CT 提示门静脉主干及右支癌栓

肝脏穿刺活检病理报告:(肝右叶穿刺组织)可见少许异型细胞巢伴坏死(图4-4)。免疫组化染色结果:CK20(-),CK7(-),CD34(-),CDX2(-),Glypican-3(+),Hepa-Ⅰ(+),GS(+),AFP(+),Ki-67局部标记指数约60%。综合免疫表型提示高分化肝细胞癌可能性大。

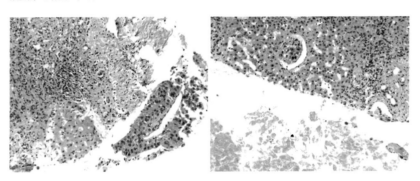

图4-4 肝右叶穿刺组织HE染色切片

【诊断】

1.肝占位性病变

原发性肝细胞癌(CNLC Ⅲa期)合并PVTT(程式Ⅲ型)、HVTT/IVCTT

2.乙肝肝硬化代偿期

3.慢性乙型病毒性肝炎

二、MDT讨论过程

首次讨论

【讨论时间】

2022年4月24日。

【讨论目的】

明确疾病诊断及选择后续治疗方案。

【参与科室】

肝胆外科、介入科、影像科、超声科、病理科、肝病科、放疗科、肿瘤科。

【讨论意见/结论】

结合患者的乙肝病史、化验、影像学及病理检查结果，考虑原发性肝细胞癌诊断成立。CT阅片提示肿瘤侵犯门静脉主干、右支，以及肝右静脉、下腔静脉，根据《原发性肝癌诊疗指南(2022年版)》《肝细胞癌合并门静脉癌栓多学科诊治中国专家共识(2018年版)》及《肝细胞癌合并肝静脉或下腔静脉癌栓多学科诊治中国专家共识(2019版)》，肿瘤的临床分期为CNLC Ⅲa期，无法行一期根治性切除术。因此，建议采用"d-TACE+靶向+免疫+阿可拉定+抗病毒"的综合治疗方案，并根据治疗效果及时调整治疗方案，每6~8周综合评估一次切除肝脏病灶的可行性。

【执行情况及治疗结局】

患者于2022年4月24日起，行抗病毒治疗(富马酸替诺福韦二吡呋酯片，口服，每日1片)。4月25日，行d-TACE治疗。5月3日及5月27日分别行靶向联合PD-1抑制剂治疗1次。5月4日起，口服阿可拉定胶囊，1次6粒，每日2次。2022年6月9日，对残存病灶及癌栓行调强放疗(DT 48 Gy/18F)治疗。6月20日，再次行靶向联合PD-1抑制剂治疗1次。

2022年7月8日，复查CT提示肿瘤负荷及活性明显降低，门静脉癌栓从主干退缩至门静脉右支，下腔静脉癌栓负荷及活性明显下降(图4-5至图4-7)。肿瘤标志物指标明显下降，AFP 4456 ng/mL，PIVKA-Ⅱ 73 mAU/mL。

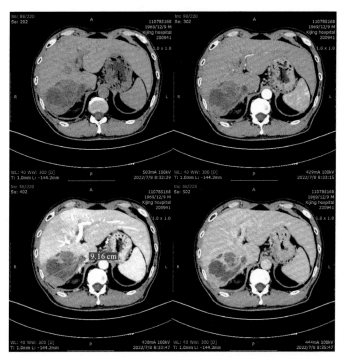

图 4 – 5　上腹部 CT 提示肝脏肿瘤负荷及活性明显降低

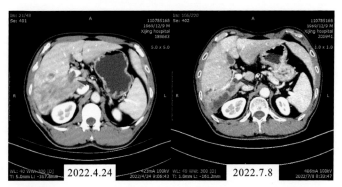

图 4 – 6　上腹部 CT 提示门静脉主干癌栓退缩至右后支

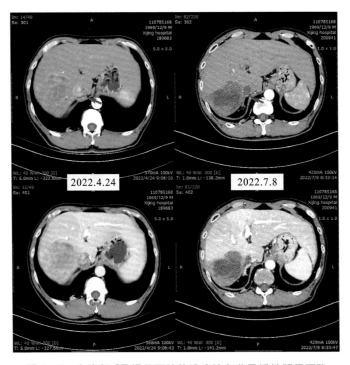

图 4 -7　上腹部 CT 提示下腔静脉癌栓负荷及活性明显下降

第二次讨论

【讨论时间】

2022 年 7 月 15 日。

【讨论目的】

制订下一步治疗方案。

【参与科室】

肝胆外科、介入科、影像科、病理科、肿瘤科。

【讨论意见/结论】

经过前期的综合治疗,肿瘤明显缩小,肿瘤负荷及活性明显降低,肝癌标志物 AFP 及 PIVKA - Ⅱ指标显著下降,影像学疗效评估提示肝脏病灶部分缓解。经 MDT 讨论后,建议继续原有靶向免疫治疗方案,根据治疗效果及时调整方案。

【执行情况及治疗结局】

2022 年 7 月 18 日,行靶向联合 PD－1 抑制剂治疗 1 次。2022 年 8 月 17 日,再次行 d－TACE 治疗。8 月 19 日,行靶向联合 PD－1 抑制剂治疗。9 月 15 日,复查 CT 提示肝脏肿瘤负荷持续降低,下腔静脉癌栓及门静脉癌栓进一步回缩(图 4－8 至图 4－10)。化验肿瘤标志物 AFP 19.8 ng/mL,PIVKA－Ⅱ 20 mAU/mL,已达正常水平。

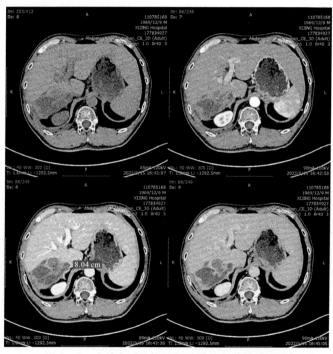

图 4－8　上腹部 CT 提示肝脏肿瘤负荷持续下降

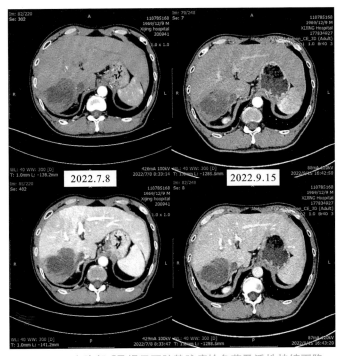

图 4-9　上腹部 CT 提示下腔静脉癌栓负荷及活性持续下降

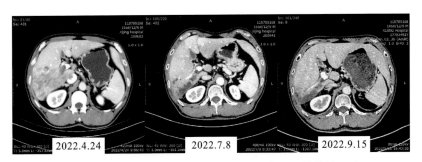

图 4-10　上腹部 CT 提示门静脉癌栓负荷及活性持续下降

第三次讨论

【讨论时间】

2022 年 9 月 17 日。

【讨论目的】

制订后续治疗方案。

【参与科室】

肝胆外科、介入科、影像科、病理科、肝病科、肿瘤科。

【讨论意见/结论】

经过前期 2 次"d – TACE + 阿可拉定 + 5 个周期靶向联合免疫"综合治疗,影像学疗效评估提示肝脏病灶缓解已达 5 个月,肿瘤标志物指标持续下降,AFP 19.8 ng/mL,仍未达正常水平,尚不能排除 MRD。因此,建议继续执行原有系统治疗方案,根据治疗效果评估手术切除病灶的可行性。

【执行情况及治疗结局】

患者于 2022 年 9 月 20 日行靶向联合 PD – 1 抑制剂治疗 1 次。2022 年 11 月 15 日,化验肿瘤标志物,AFP 8.8 ng/mL,PIVKA – Ⅱ 20 mAU/mL,已达正常水平。11 月 16 日,复查上腹部 CT,提示肝脏肿瘤负荷持续降低(图 4 – 11),CT 及肝脏三维重建影像均提示下腔静脉癌栓及门静脉癌栓负荷进一步降低(图 4 – 12 至图 4 – 15)。

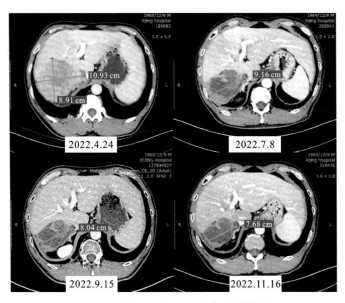

图 4-11　上腹部 CT 提示肝脏肿瘤负荷持续下降

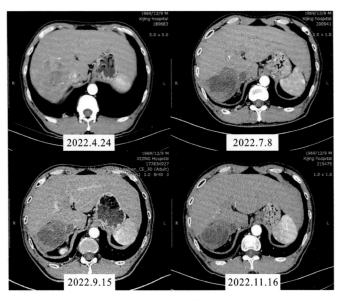

图 4-12　上腹部 CT 提示下腔静脉癌栓负荷持续下降

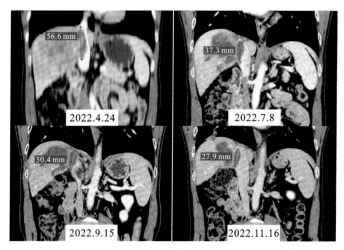

图4-13 上腹部CT提示下腔静脉癌栓负荷持续下降

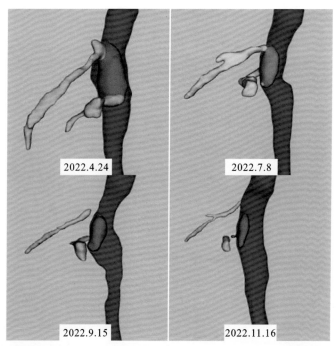

图4-14 肝脏三维重建提示门静脉、下腔静脉癌栓负荷持续下降

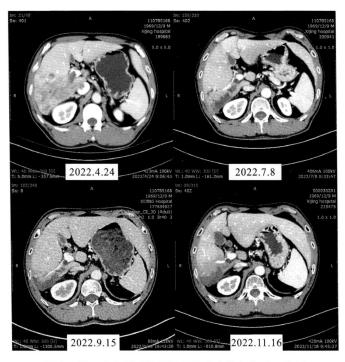

图 4 – 15　上腹部 CT 提示门静脉癌栓负荷明显降低

第四次讨论

【讨论时间】

2022 年 11 月 20 日。

【讨论目的】

制订后续治疗方案。

【参与科室】

肝胆外科、介入科、影像科、病理科、肝病科、肿瘤科。

【讨论意见/结论】

经过前期"d – TACE + 靶向 + PD – 1 抑制剂 + 阿可拉定"的综合治疗,病灶缓解已达 7 个月,上腹部 CT 提示肝脏肿瘤负荷持续下降,门静脉及下腔静脉癌栓持续缩小,目前肿瘤标志物 AFP 8.8 ng/mL。根据《原发性肝癌诊疗指南(2022 年版)》及《肝癌转化治疗中国专家共识(2021 版)》,患者已具备根治性切除肝脏病灶的条件,建议积极完善术前相关检查,行普美显核磁共振、PET – CT,以排除肝内及肝外病灶转移,争取切除肝脏病灶,减少 MRD,降低肝癌局部复发率。

【执行情况及治疗结局】

行普美显核磁共振、PET – CT 检查,未提示肝内及肝外病灶转移,Child – Pugh 分级:A 级,ICG 15 分钟滞留率为 5.1%。肝脏三维重建提示肿瘤位于肝右叶,右半肝切除后剩余肝脏体积为 650.42 cm³,残余肝脏体积占比为 57.76%(图4 – 16)。2022 年 11 月 24 日,患者在全身麻醉下行右半肝切除 + 胆囊切除 + 下腔静脉癌栓取出术(图 4 –17)。

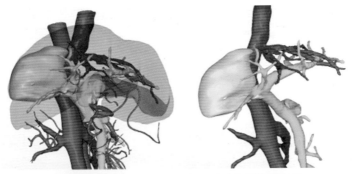

图 4 –16 肝脏三维重建提示肿瘤位于肝脏右叶

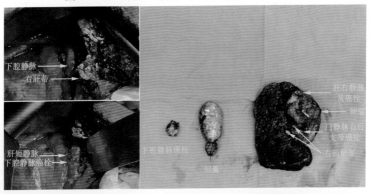

图 4 –17 术中照片及切除的肿瘤组织和胆囊标本

术后病理报告:(肝癌综合治疗后,右半肝)瘤床区可见大片坏死,周边可见纤维组织增生伴大量泡沫细胞聚集,脉管内可见大量栓塞剂,瘤床周围可见数枚卫星灶,伴坏死。肝右静脉内充满大量坏死物及组织细胞,经多切面及多区域充分取材,镜下均未见存活的肿瘤细胞;下腔静脉癌栓内查见增生的纤维组织及大片坏死,局部有大量组织细胞聚集及多灶肉芽肿反应,未查见残留癌组织;切缘未查见病变组织,周围肝脏呈慢性肝炎改变(G2S2-3)(图4-18)。肝癌综合治疗后病理评估:病理完全缓解。

术后建议患者定期复查,继续执行靶向免疫联合方案辅助治疗半年到1年。

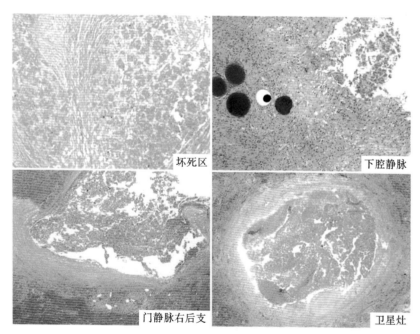

坏死区　　下腔静脉　　门静脉右后支　　卫星灶

图4-18　术中切除组织HE染色切片

三、诊疗及随访

患者诊疗及随访过程如图 4 - 19 所示。

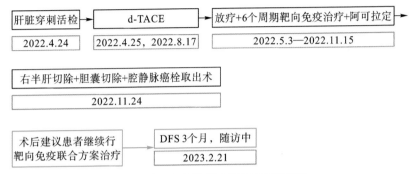

图 4 - 19　患者诊疗及随访过程示意图

手术切除肝脏病灶后,患者无瘤生存 3 个月,复查腹部 CT 未见肿瘤复发(图 4 - 20),复查肿瘤标志物,AFP 20.5 ng/mL,PIVKA - Ⅱ 43 mAU/mL(图 4 - 21)。建议患者继续行靶向免疫联合治疗,定期复查。

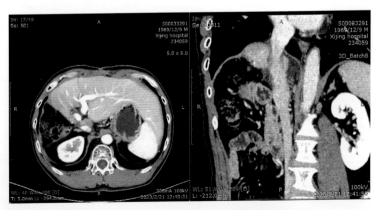

图 4 -20　术后 3 个月,腹部 CT 未提示肿瘤复发

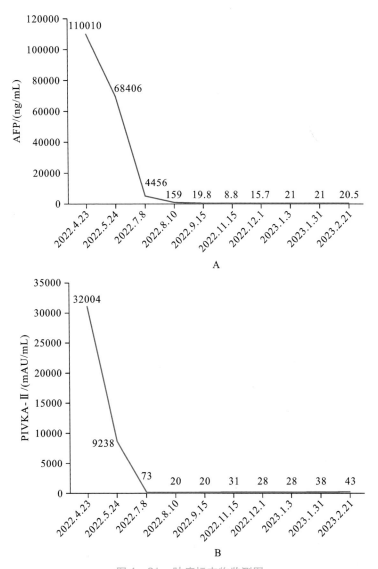

图 4-21 肿瘤标志物监测图

四、病例点评

本例患者的病情要点之一是门静脉癌栓（portal vein tumor thrombus，PVTT）。PVTT 是肝癌进展过程中的常见表现之一，文献报道，其发生率在 44.0% ~ 62.2%。临床上，肝癌患者一旦出现 PVTT，往往意味着病情发展迅速，短时间内即可发生肝内、肝外转移，以及门静脉高压、黄疸、腹水等临床表现，预后差，平均中位生存时间仅为 2.7 个月。目前，对于 PVTT 形成的具体机制尚不清楚，推测其可能与肿瘤直接侵犯、癌细胞脱落及门静脉逆流密切相关。PVTT 是影响肝癌患者预后的主要不良因素之一，在肝癌的临床分期系统中占有重要的权重。目前，国内外指南均将肝癌合并 PVTT 归入晚期。国际上对于肝癌合并 PVTT 的治疗仍未达成共识，欧美国家的指南多推荐靶向药物或靶向免疫联合的系统治疗为标准治疗。对此，我国、日本及部分东南亚国家的专家还存有不同意见，他们认为外科手术、TACE、放疗及联合多种治疗手段的综合治疗可获得更为满意的疗效。根据 PVTT 位置的不同对其进行分型（主要包括日本 Vp 分型及我国程氏分型），从而采取更加积极的治疗方式（图 4 - 22）。《肝细胞癌合并门静脉癌栓多学科诊治中国专家共识（2018 年版）》强调，对于门静脉分支型癌栓（程氏 Ⅰ 型和 Ⅱ 型）首选手术治疗，而对于门静脉主干癌栓（程氏 Ⅲ 型

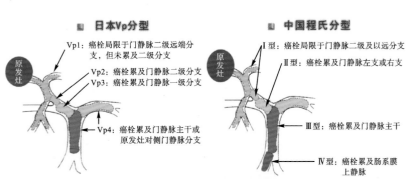

图 4 - 22　门静脉癌栓的临床分型

和Ⅳ型)首选系统治疗为主的综合治疗。本例患者的另一个病情要点是肝静脉及下腔静脉癌栓,这也是影响肝癌患者预后的重要因素之一,相关内容在本书其他病例中有详细介绍,在此不再赘述。

本例患者肝癌同时合并 PVTT(程氏Ⅲ型)、HVTT/IVCTT,根据《原发性肝癌诊疗规范(2022 年版)》《肝细胞癌合并肝静脉或下腔静脉癌栓多学科诊治中国专家共识(2019 版)》及《肝细胞癌合并门静脉癌栓多学科诊治中国专家共识(2018 年版)》,无法实现根治性切除。尽管目前各大指南或规范为肝癌合并 PVTT、HVTT/IVCTT 的治疗提出了推荐意见,包括手术切除、肝移植、放疗、系统治疗及栓塞化疗等,尽管目前各大指南或规范为肝癌合并 PVTT、HVTT/IVCTT 的治疗提出推荐意见,包括手术切除、肝移植、放疗、系统治疗及栓塞化疗等,但从临床实际疗效来看,效果非常差,其中肝癌合并 HVTT/IVCTT 患者的 5 年生存率为 4.7%,肝癌合并门静脉癌栓的 5 年生存率仅为 1.4%,而肝癌同时合并门静脉和肝静脉癌栓的 5 年生存率最差,仅为 0.8%。因此,亟须探索新的策略和治疗模式,从而改善患者的生存。

近年来,新型药物的不断研发,局部治疗手段的快速发展以及多学科诊疗和全程管理理念的加强,为中晚期肝癌的转化治疗带来了新的契机。西京医院肝癌 MDT 经多次讨论,根据《肝癌转化治疗中国专家共识(2021 版)》,采取"多模式 + 高强度"综合治疗的策略,为患者制订了"d - TACE + 靶向 + 免疫 + 阿可拉定 + 抗病毒"的综合治疗方案,并根据治疗效果综合评估,个体化调整治疗方案。经过 2 次介入栓塞化疗、6 个周期靶向免疫及口服阿可拉定等治疗,成功实现肿瘤负荷降低、门静脉癌栓降型(由程氏Ⅲ型降为Ⅱ型),并对肝脏肿瘤实施了根治性切除。术后病理检查提示肝脏病灶、门静脉、肝静脉、下腔静脉未发现残留肿瘤细胞,达到病理完全缓解。尽管本病例是个案报道,但我们也应当看到,对于中晚期肝癌实施"多模式 + 高强度"综合治疗策略的可行性,同时,这也是打破当前中晚期肝癌治疗困境的有益尝试。

(宋文杰　刘红阳　岳树强)

参考文献

[1] 中国医师协会肝癌专业委员会.肝细胞癌合并门静脉癌栓多学科诊治中国专家共识(2018年版)[J].临床肝胆病杂志,2019,35(4):737-743.

[2] MÄHRINGER - KUNZ A,MEYER F I,HAHN F,et al. Hepatic vein tumor thrombosis in patients with hepatocellular carcinoma:prevalence and clinical significance [J]. United European Gastroenterol. 2021,9(5):590-597.

[3] 国家卫生健康委办公厅.原发性肝癌诊疗指南(2022年版)[J].临床肝胆病杂志,2022,38(2):288-303.

[4] 中国抗癌协会肝癌专业委员会转化治疗协作组.肝癌转化治疗中国专家共识(2021版)[J].中国实用外科杂志,2021,41(6):618-632.

[5] CHEN Z H,WANG K,ZHANG X P,et al. A new classification for hepatocellular carcinoma with hepatic vein tumor thrombus[J]. Hepatobiliary Surg Nutr,2020,9(6):717-728.

[6] SHUQUN C,MENGCHAO W,HAN C,et al. Tumor thrombus types influence the prognosis of hepatocellular carcinoma with the tumor thrombi in the portal vein [J]. Hepatogastroenterology,2007,54(74):499-502.

[7] ZHANG Z M,LAI E C,ZHANG C,et al. The strategies for treating primary hepatocellular carcinoma with portal vein tumor thrombus[J]. Int J Surg,2015,20:8-16.

[8] PAWARODE A,VORAVUD N,SRIURANPONG,et al. Natural history of untreated primary hepatocellular carcinoma:a retrospective study of 157 patients[J]. Am J Clin Oncol,1998,21(4):386-91.

[9] LI S H,WEI W,GUO R P,et al. Long - term outcomes after curative resection for patients with macroscopically solitary hepatocellular carcinoma without macrovascular invasion and an analysis of prognostic factors[J]. Med Oncol,2013,30(4):696.

[10] LI S H,GUO Z X,XIAO C Z,et al. Risk factors for early and late intrahepatic recurrence in patients with single hepatocellular carcinoma without macrovascular invasion after curative resection[J]. Asian Pac J Cancer Prev,2013,14(8):4759-4763.

[11] European Association for the Study of the Liver. EASL clinical practice guidelines: management of hepatocellular carcinoma[J]. J Hepatol,2018,69(1):182 –236.

[12] SHI J,LAI E C,LI N,et al. A new classification for hepatocellular carcinoma with portal vein tumor thrombus[J]. J Hepatobiliary Pancreat Sci,2011,18(1):74 –80.

病例

5 | 肝癌术后肾上腺寡转移

一、病情简介

【基本信息】

患者,男,52岁,于2020年11月13日入院。

【主诉】

腹胀不适1年,伴皮肤、巩膜黄染2个月。

【现病史】

患者于1年前无明显诱因出现腹胀,无其他伴随症状,未予治疗。2个月前上述症状逐渐加重,伴皮肤、巩膜黄染,无全身瘙痒、寒战、高热等症状,自服"消炎利胆片"后症状稍有缓解。今为求进一步诊治来我院就诊。行B超检查,提示肝左叶占位,左肝管至肝总管内可见不均匀暗淡回声充填,范围约4.2 cm×2.0 cm,考虑实性占位,多系恶性。门诊以"肝占位"收入我科。患者自发病以来,神志清,精神可,饮食可,睡眠一般,近3个月体重减轻5 kg。大便正常,小便量可,色泽黄。

【特殊既往史、家族史及个人史】

患者既往有乙肝病史30余年,口服"乙肝宁颗粒"及中药治疗,未服用抗病毒药物。吸烟30年,每日1包。偶尔少量饮酒。

【重要专科体征】

全身皮肤、巩膜黄染，无瘙痒。上腹部轻度压痛，无反跳痛及腹肌紧张，Murphy 征阴性。

【主要化验及辅助检查结果】

AFP 148 ng/mL，PIVKA – Ⅱ 8931 mAU/mL；乙肝五项提示HBsAg、HBeAg、抗 – HBc 阳性；乙肝病毒 DNA 定量为阴性；总胆红素（TBil）151.4 μmol/L，直接胆红素（DBil）104.5 μmol/L。肝功能Child – Pugh 分级：B 级。

腹部平扫/增强 CT：肝左叶胆管走行区见不规则稍低密度影，轻度强化，病变范围约 6.5 cm×7.01 cm（图 5 – 1），病变累及门静脉左支及肝总管，肝内胆管扩张，以左肝管扩张为著（图 5 – 2）；胆囊不大，肝门结构不清；脾脏大小约 4.5 cm×12.9 cm。诊断意见：肝占位性病变，多系恶性；脾大。

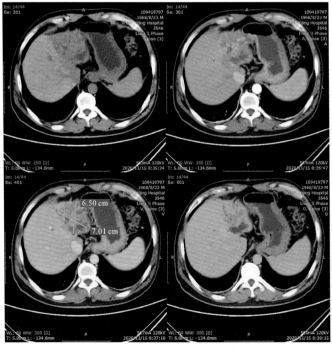

图 5 – 1　上腹部 CT 提示肝左叶占位

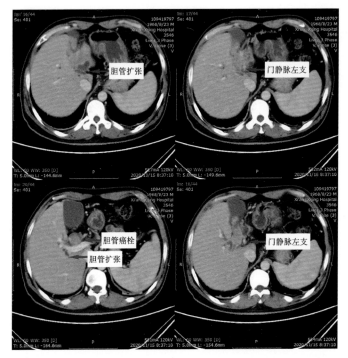

图5-2 上腹部CT提示胆管扩张、胆管癌栓及门静脉左支受侵犯

【诊断】

1. 肝占位性病变

原发性肝细胞癌（CNLC Ⅲa期）合并 PVTT（程氏Ⅱ型）

2. 梗阻性黄疸

胆管结石/胆管癌栓？

3. 肝硬化

4. 脾大

5. 慢性乙型病毒性肝炎

二、MDT 讨论过程

首次讨论

【讨论时间】

2020 年 11 月 17 日。

【讨论目的】

明确疾病诊断及选择后续治疗方案。

【参与科室】

肝胆外科、介入科、影像科、超声科、病理科、肝病科、放疗科、肿瘤科。

【讨论意见/结论】

结合其乙肝病史、化验及影像学检查结果,考虑原发性肝细胞癌诊断成立。CT 阅片提示肿瘤侵犯门静脉左支合并胆管癌栓,根据《原发性肝癌诊疗规范(2019 年版)》,肿瘤的临床分期为 CNLC Ⅲa 期,可以考虑行一期手术切除。但患者胆红素高,肝功能差,手术风险较大,在与患者充分沟通的基础上,行手术切除病变,同时解除胆道梗阻。术后行抗病毒、辅助性 TACE 及系统治疗,以降低肿瘤复发风险。

【执行情况及治疗结局】

患者于 2020 年 11 月 13 日起行抗病毒治疗(富马酸替诺福韦二吡呋酯,口服,每日 1 片)。11 月 18 日,在全身麻醉下行左半肝切除 + 胆囊切除 + 胆管探查 + 胆管癌栓/结石取出 + T 管引流术。术后病理报告:(部分肝脏及胆囊切除标本)形态结合免疫组化染色结果,符合中 - 低分化肝细胞癌,切缘未查见癌组织,肿瘤数目 =1,可见脉管侵犯[M1,低危组, <5 个 MVI]。癌周为慢性肝炎(G2S3 - 4)。送检(第 8、12 组)淋巴结未查见转移癌;胆总管查见癌栓,体积约 4.5 cm × 2.5 cm × 1.5 cm,另见混合性结石数枚(图 5 - 3)。免疫组化染色显

示：AFP（－），CK19（－），CK7（－），AE1/AE3（＋），CK8/CK18（＋），Glypican－3（局部＋），GS（＋），Hepatccyte（＋），CD34及D2－40提示脉管侵犯，Ki－67局部标记指数约为40％。

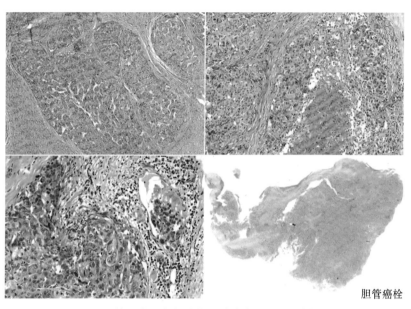

胆管癌栓

图5－3　第一次手术切除的肝脏肿瘤组织HE染色切片

患者于2020年12月15日来我院复查肿瘤标志物，AFP 5.08 ng/mL，PIVKA－Ⅱ 25 mAU/mL，已达正常水平。2020年12月25日，行TACE 1次。12月26日起，口服靶向药物仑伐替尼，12 mg，每日1次，联合PD－1抑制剂卡瑞丽珠，200 mg，每3周1次。

2021年1月4日，患者出现牙龈出血、鼻衄，血常规提示血小板计数降低（16×10^9/L）。后期复查血小板呈持续性下降（图5－4）。经MDT讨论后，多考虑为使用化疗、靶向及免疫药物导致的副作用，立即停止靶向及免疫治疗，间断输注血小板20 U，患者症状缓解后出院，定期在当地医院复查。

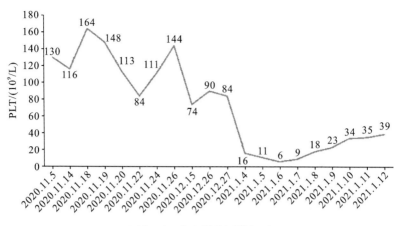

图5-4　血小板监测图(一)

2021年10月22日,复查上腹部CT,提示左侧肾上腺区可见一团块状软组织密度影,较大截面约7.07 cm×6.26 cm(图5-5)。

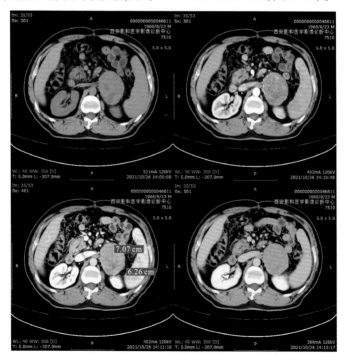

图5-5　上腹部CT提示左肾上腺区占位

边缘光滑,增强扫描病灶呈明显强化,其内见多发小血管影,密度欠均匀;腹膜后结构清楚,未见肿大淋巴结。诊断意见:①肝左叶切除术后,肝右后叶低密度灶;②胆囊切除术后;③左侧肾上腺区占位,多考虑肿瘤转移;④脾大。复查肿瘤标志物骤然升高,AFP 302 ng/mL,PIVKA-Ⅱ 16852 mAU/mL。2021年10月25日,行 PET-CT 检查,提示左侧肾上腺区可见软组织肿块及长 T1、长 T2 信号影,DWI 呈高信号,ADC 值减低,大小约7.07 cm×6.25 cm×5.8 cm,边界清晰,密度及信号欠均匀,内见液化区,放射性摄取异常增高,平均 SUV=5.1,最大 SUV=6.7(图5-6)。诊断意见:①左侧肾上腺软组织肿块伴18-氟代脱氧葡萄糖(18-FDG)代谢异常增高,考虑转移所致;②肝左叶切除术后,肝右叶低密度灶18-FDG 代谢未见异常增高。

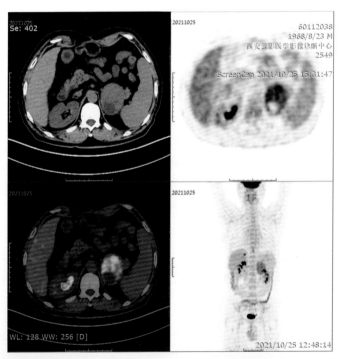

图5-6　PET-CT 提示左肾上腺区占位

第二次讨论

【讨论时间】

2021 年 11 月 12 日。

【讨论目的】

制订下一步治疗方案。

【参与科室】

肝胆外科、介入科、影像科、超声科、病理科、肝病科、放疗科、肿瘤科。

【讨论意见/结论】

患者肝癌术后 1 年出现左肾上腺包块,肝癌标志物 AFP 及 PIVKA-Ⅱ 显著升高,结合 CT 结果,肝癌肾上腺转移诊断成立。根据《原发性肝癌诊疗规范(2019 年版)》,肿瘤的临床分期为 CNLC Ⅲb 期;同时,PET-CT 结果表明,除肾上腺区包块外,全身其他部位未发现肿瘤转移。综合以上情况考虑肝癌左肾上腺寡转移可能性大,建议积极切除肾上腺转移灶,术后进行系统治疗,减少肿瘤复发,改善预后。此外,患者目前脾功能亢进较严重,血小板计数低(图 5-7),建议此次手术同时切除脾脏,为手术后系统治疗做准备,避免发生严重并发症。

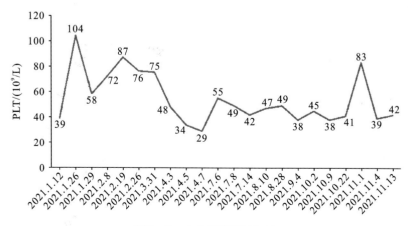

图 5-7　血小板监测图(二)

【执行情况及治疗结局】

2021 年 11 月 15 日,患者于全身麻醉下行腹腔粘连松解＋脾脏切除＋左肾上腺肿物切除＋化疗粒子植入术。术后病理报告:(脾脏及肾上腺包括切除标本)左侧肾上腺组织光镜所见如下,异型细胞呈片状、梁索状排列,细胞质丰富,嗜酸或透亮,可见大片坏死。细胞形态结合免疫组化染色结果和病史,符合肝细胞转移癌、慢性纤维淤血性脾肿大。免疫组化染色结果:AFP(－),CK19(－),CK7(－),CK20(－),CD56(－),CgA(－),Syn(－),S100(－),Arginase(－),Glypican－3(－),Hep(＋),AE1/AE3(＋),Ki－67 局部标记指数约 60%,Inbibin－α(－),SF－1(－)(图 5－8)。

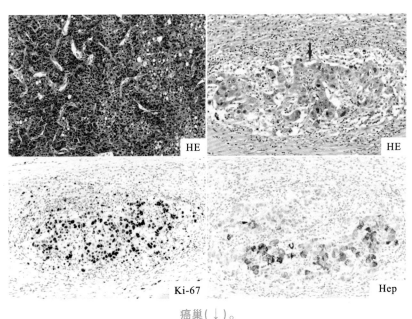

癌巢(↓)。

图 5－8　肾上腺转移癌组织病理切片

脾脏切除后,血小板逐渐上升(图 5－9),术后 1 个月复查肿瘤标志物 PIVKA－Ⅱ 42.31 mAU/mL,较术前明显下降,AFP 5.09 ng/mL,已达正常水平。建议术后进行靶向药物辅助治疗(仑伐替尼,口服,

12 mg,每日 1 次）。后因患者出现血压升高、腹痛、腹泻,将剂量调整为 8 mg,每日 1 次,嘱患者定期复查及随访。

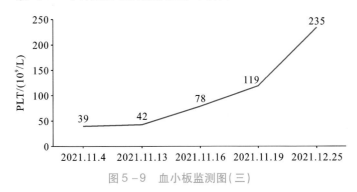

图 5-9　血小板监测图(三)

三、诊疗及随访

患者诊疗及随访过程如图 5-10 所示。

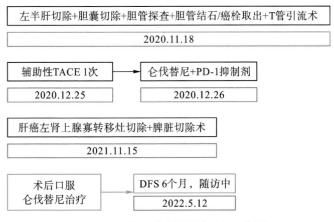

图 5-10　患者诊疗及随访过程示意图

第二次手术切除左肾上腺转移癌病灶后,患者无瘤生存 6 个月,复查腹部 CT 未见肿瘤复发(图 5-11),PET-CT 检查未提示肿瘤复发和残留(图 5-12),肿瘤标志物 AFP 3.48 ng/mL,PIVKA-Ⅱ 87 mAU/mL(图 5-13),建议患者继续口服仑伐替尼,定期复查。

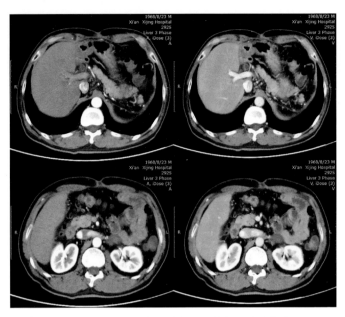

图 5-11 术后 6 个月腹部 CT 未提示肿瘤复发

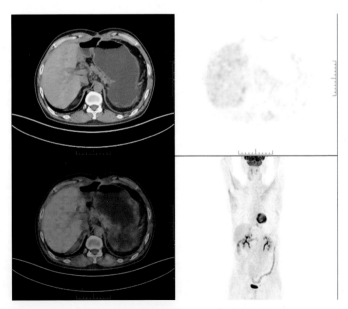

图 5-12 术后 6 个月 PET-CT 未提示肿瘤复发

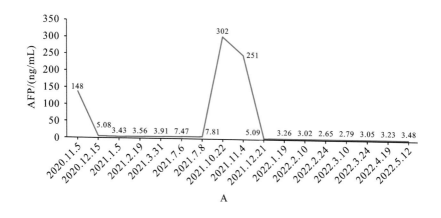

A

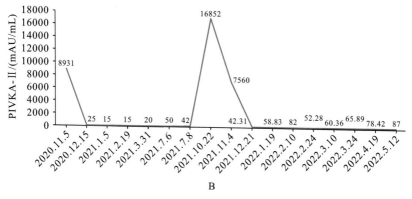

B

图 5 - 13 肿瘤标志物监测图

四、病例点评

胆管癌栓(bile duct tumor thrombus, BDTT)是肝细胞癌进展过程中较少见的一种脉管转移,文献报道其发生率为 1.2% ~ 12.9%。患者在临床表现上无特异性症状,一般以右上腹不适、腹痛、发热、黄疸等为首要表现,临床上与胆管癌、胆道结石、胆管炎等鉴别困难,尤其是在肝内肿瘤较小或未见明显病灶、AFP 阴性以及 CA19 - 9 异常升高时,易造成误诊,导致治疗延误,使患者失去最佳治疗时机。迄今为止,BDTT 形成的具体机制尚不明确,据推测可能的机制包括:①肝癌细胞直接侵入肝内胆管;②肝癌细胞侵入静脉及淋巴管后逆行侵犯胆管壁;③门静脉癌栓侵犯邻近胆管;④肝癌细胞沿神经鞘间隙侵入胆管壁;⑤肝癌细胞侵犯胆管的营养血管并穿破胆管上皮进入胆管腔内。目前,关于 BDTT 对肝癌患者远期生存是否产生影响,以及 BDTT 是否能作为肝细胞癌的独立危险因素,仍存在争议。欧美国家的肝癌指南中尚未涉及肝癌合并 BDTT 的诊断及治疗策略,我国学者及东南亚地区的专家则提出了外科手术、TACE、放疗与联合多种治疗手段的综合治疗方案。我国学者也于 2020 年发布了《肝细胞癌合并胆管癌栓多学科诊治中国专家共识(2020 版)》,共识根据 BDTT 位置及胆红素水平的不同进行分型管理,并且更加强调综合治疗的重要性。

本例患者为肝癌同时合并 BDTT 及门静脉侵犯,根据《原发性肝癌诊疗规范(2019 年版)》及《肝细胞癌合并胆管癌栓多学科诊治中国专家共识(2020 版)》,我们采取了以外科切除为基础的综合治疗策略,术后给予了辅助性 TACE 及系统治疗。后因患者出现严重的血小板减少,未继续进行辅助系统治疗。术后 1 年,患者复诊时发现肾上腺转移癌。术后复发、转移是肝癌预后差的重要原因之一,也是当前肝癌治疗领域的热点和难点问题,其中对于肝外转移的治疗更为棘手。肝细胞癌合并肝外转移,包括肺、骨、脑、膈肌、肾上腺、网膜转移等。肺是肝外转移最常见的器官,约占肝外转移的 67.3%,其次是腹腔淋巴结(37.5%)、骨(18.3%)、肾上腺(7.6%)。针对肝外转移的患者,目前国内外指南多推荐姑息性系统性治疗。但近来的研究表明,处于寡转移状态的肿瘤,具有相对惰性的生物学特征,如采取积极治疗策略,可以延缓肿瘤进展,甚至改善预后。目前,结肠癌、肺癌、前列腺癌寡转移的治疗均已取得了积极的疗效。我们在排除了肝脏复发及其他部位转移后,经 MDT 讨论后,为患者切除了左肾上腺寡转移病灶,术后给予辅助性靶向药物治疗。截至目前,患者已达到无瘤状态半年,并嘱其定期随访。

总而言之,临床上肝癌合并 BDTT 者较少见,但应避免误诊为胆管癌、胆道结石、胆管炎等,延误治疗时机;在治疗上,外科切除依然是最有效的治疗方式。

(宋文杰　聂耶)

参考文献

[1] 中国医师协会肝癌专业委员会.肝细胞癌合并门静脉癌栓多学科诊治中国专家共识(2018 年版)[J].临床肝胆病杂志,2019,35(4):737 - 743.

[2] 国家卫生健康委办公厅.原发性肝癌诊疗指南(2022 年版)[J].临床肝胆病杂志,2022,38(2):288 - 303.

[3] 中国抗癌协会肝癌专业委员会转化治疗协作组.肝癌转化治疗中国专家共识(2021 版)[J].中国实用外科杂志,2021,41(6):618 - 632.

[4] 中国医师协会肝癌专业委员会.肝细胞癌合并胆管癌栓多学科诊治中国专家共识(2020 版)[J].肝癌电子杂志,2021,8(1):16 - 22.

[5] PITRODA S P,CHMURA S J,WEICHSELBAUM R R. Integration of radiotherapy and immunotherapy for treatment of oligometastases[J]. Lancet Oncol,2019,20(8):e434 - e442.

[6] 孙奕飞,张劲松,李宁,等.寡转移性前列腺癌诊疗的研究进展[J].中华泌尿外科杂志,2022,43(2):152 - 155.

[7] 薛耀勤,郭志.肿瘤寡转移及其治疗的研究进展[J].中华介入放射学电子杂志,2019,7(4):317 - 321.

[8] PALMA D A,OLSON R,HARROW S,et al. Stereotactic ablative radiotherapy for the comprehensive treatment of oligometastatic cancers:long - term results of the SABR - COMET phase II randomized trial[J]. J Clin Oncol,2020,38(25):2830 - 2838.

[9] PALMA D A,OLSON R,HARROW S,et al. Stereotactic ablative radiotherapy versus standard of care palliative treatment in patients with oligometastatic cancers(SABR - COMET):a randomised, phase 2, open - label trial[J]. Lancet,2019,393(10185):2051 - 2058.

[10] KIM T H,NAM T K,YOON S M,et al. Stereotactic ablative radiotherapy for oligometastatic hepatocellular carcinoma:a multi - institutional retrospective study

（KROG 20 – 04）[J]. Cancers（Basel），2022，14（23）.

[11] YOO D J，KIM K M，JIN Y J，et al. Clinical outcome of 251 patients with extrahepatic metastasis at initial diagnosis of hepatocellular carcinoma：does transarterial chemoembolization improve survival in these patients[J]. J Gastroenterol Hepatol，2011，26（1）：145 – 154.

[12] JUNG S M，JANG J W，YOU C R，et al. Role of intrahepatic tumor control in the prognosis of patients with hepatocellular carcinoma and extrahepatic metastases [J]. J Gastroenterol Hepatol，2012，27（4）：684 – 689.

[13] LEE J I，KIM J K，KIM D Y，et al. Prognosis of hepatocellular carcinoma patients with extrahepatic metastasis and the controllability of intrahepatic lesions[J]. Clin Exp Metastasis，2014，31（4）：475 – 482.

[14] NAVADGI S，CHANG C C，BARTLETT A，et al. Systematic review and meta – analysis of outcomes after liver resection in patients with hepatocellular carcinoma （HCC）with and without bile duct thrombus[J]. HPB（Oxford），2016，18（4）：312 – 316.

[15] MENG K W，DONG M，ZHANG W G，et al. Clinical characteristics and surgical prognosis of hepatocellular carcinoma with bile duct invasion[J]. Gastroenterol Res Pract，2014：604971.

肝癌伴门静脉癌栓

一、病情简介

【基本信息】

患者,男,52 岁,于 2022 年 11 月 25 日入院。

【主诉】

体检发现肝脏占位性病变 6 月余。

【现病史】

患者于 6 月余前体检,行腹部超声检查,提示肝脏占位,无恶心、呕吐,无腹胀、腹痛,无皮肤、巩膜黄染,无寒战、发热等不适,未予重视。后就诊于我院,行腹部 CT 检查,提示肝右叶占位,考虑原发性肝癌,门诊以"肝占位"收入我科。患者自发病以来,精神可,体力正常,食欲正常,睡眠正常。身高 165 cm,体重 50 kg,发病以来体重无明显变化。

【特殊既往史、家族史、个人史】

患者既往有乙肝病史 30 余年,3 年前开始抗病毒治疗。吸烟 20 年,每日 10 支。

【重要专科体征】

右上腹无压痛、反跳痛,无腹肌紧张,Murphy 征阴性。

【主要化验及辅助检查结果】

AFP 41.5 ng/mL,PIVKA－Ⅱ 214 mAU/mL;乙肝五项提示HBsAg、HBeAg、抗－HBc 阳性;乙肝病毒 DNA 定量为阴性。肝功能Child－Pugh 分级:A 级。

腹部 CT 平扫/增强:肝脏大、比例失调,肝右叶见一巨块状稍低密度影,较大截面约 7.61 cm×6.7 cm,边缘尚清晰,其内密度不均匀,可见多处小灶状低密度坏死区,增强扫描动脉期可见明显不均匀强化,静脉期及延迟期为相对低密度影,呈典型"快进快出"特点,门静脉右后支未见显影,主干管腔显影清晰(图 6－1)。诊断意见:①肝硬化;②肝右叶占位,考虑原发性肝癌伴门静脉右后支癌栓形成。

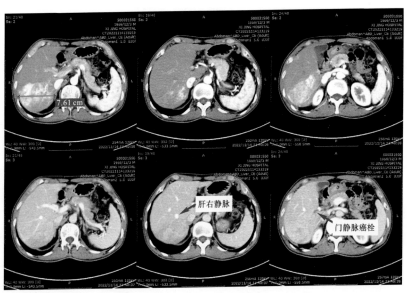

图 6－1 上腹部 CT 提示肝右叶占位,伴门静脉右后支癌栓形成,
肿瘤毗邻肝右静脉

超声造影:肝右后叶下段中等回声及其周围右叶下段门静脉内暗淡回声病灶呈"快进快出"造影模式,考虑肝癌伴栓子形成。

肝脏穿刺活检病理报告:肝右叶高分化肝细胞癌。

【诊断】

　　1. 原发性肝细胞肝癌（CNLC Ⅲa 期）

　　2. 门静脉癌栓（程氏 Ⅰ 型）

　　3. 乙肝肝硬化代偿期

　　4. 慢性乙型病毒性肝炎

二、MDT 讨论过程

首次讨论

【讨论时间】

　　2022 年 11 月 26 日。

【讨论目的】

　　疾病诊断及后续治疗方案的选择。

【参与科室】

　　肝胆外科、介入科、影像科、超声科、病理科、肝病科、放疗科、肿瘤科。

【讨论意见/结论】

　　结合患者的乙肝病史、化验、影像学检查及病理检查结果,患者原发性肝细胞癌诊断明确。增强 CT 提示肿瘤与肝右静脉关系密切,伴有门静脉右后支癌栓。根据《原发性肝癌诊疗规范（2022 年版）》,肿瘤的临床分期为 CNLC Ⅲa 期,如现阶段行肝脏病灶切除,要达到切缘阴性较为困难,不建议行一期根治性切除术。按照《肝癌转化治疗中国专家共识（2021 版）》,本例肝癌属于技术可切除,肿瘤学不可切除,治疗推荐首选 TACE 和系统治疗,待转化后再行手术切除。因此,建议采用"d – TACE + 靶向 + 免疫 + 抗病毒"的综合治疗方案,并根据治疗效果及时调整方案。

【执行情况及治疗结局】

　　患者于 2022 年 11 月 28 日行 d – TACE（聚乙烯醇微球栓塞 + 奥

沙利铂 50 mg + 氟尿嘧啶 1g + 吡柔比星 40 mg)治疗。11 月 30 日,行"T + A"治疗,即阿替利珠单抗 1200 mg + 贝伐珠单抗 500 mg。2023年 1 月 10 日,复查 CT 提示肝内病灶范围缩小(4.2 cm ×6.8 cm),门静脉右后支癌栓较前变化不明显(图 6 - 2)。复查肿瘤标志物,AFP 4.43 ng/mL,PIVKA - Ⅱ 76.00 mAU/mL。影像学疗效评估:疾病稳定(stable disease,SD),考虑病灶仍有动脉血供。

2023 年 1 月 13 日,再次行 d - TACE 治疗,方案同前。至 5 月 10 日,完成"T + A"治疗 5 周期,期间一直维持抗病毒治疗。5 月 31 日,行影像学疗效评估,肝脏肿瘤坏死区域缩小显著,门静脉右支癌栓较前进展(图 6 - 3)。复查肿瘤标志物,AFP 4.47 ng/mL,PIVKA - Ⅱ 119.00 mAU/mL。影像学疗效评估:疾病稳定(SD)。

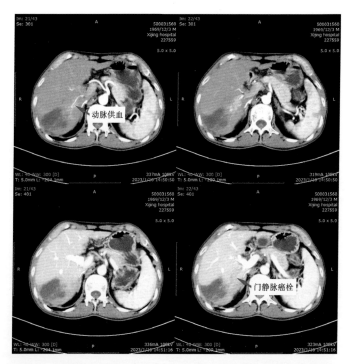

图 6 - 2　上腹部 CT 提示肿瘤有动脉供血,肝脏病灶负荷及活性降低,
门静脉右后支癌栓较前变化不大

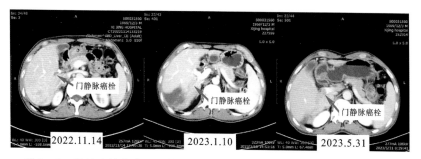

图 6-3　肝脏病灶负荷及活性明显降低,门静脉癌栓进展,侵犯门静脉主干

第二次讨论

【讨论时间】

2023 年 6 月 5 日。

【讨论目的】

制订下一步治疗方案。

【参与科室】

肝胆外科、介入科、影像科、超声科、病理科、肝病科、放疗科、肿瘤科。

【讨论意见/结论】

经过前期的综合治疗,虽然肿瘤负荷及活性明显降低,AFP 由 41.5 ng/mL 逐渐下降至正常,但 PIVKA - Ⅱ 由 214 mAU/mL 下降至 76 mAU/mL 后又升高至 119.00 mAU/mL。影像学评估门静脉癌栓较前进展,侵犯至门静脉主干,建议继续行系统抗肿瘤治疗并联合局部放疗。

【执行情况及治疗结局】

2023 年 6 月 6 日,患者行肝脏病灶适型调强放疗(DT 60Gy/20F)。6 月 19 日,与患者及其家属沟通病情及后续治疗方案、风险、预后等,由于其经济条件不佳,因此将"T + A"方案改为仑伐替尼联合替雷利珠单抗。7 月 7 日,患者行 PET - CT 检查,提示肝右叶不规则片状低密度影(4.1 cm×3.2 cm),未见葡萄糖代谢增高,门静脉右支条状高密度影,葡萄糖代谢轻度增高。结合磁共振检查,考虑患者门静脉癌栓无活性(图 6 - 4)。复查肿瘤标志物,AFP 4.23 ng/mL,

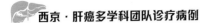
PIVKA – Ⅱ 54. 00 mAU/mL。

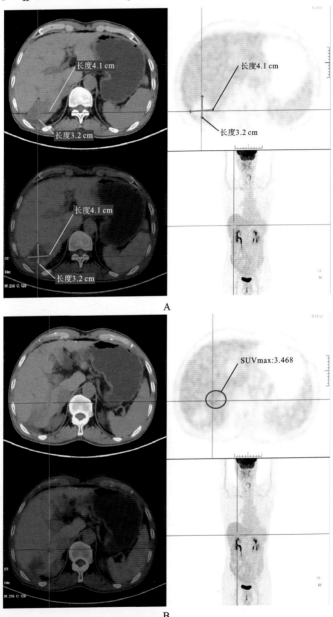

图 6 – 4　PET – CT 提示肝内病灶及门静脉癌栓无活性

2023 年 7 月 22 日,复查腹部 CT 提示肝脏病灶坏死缩小,距肝右静脉约 1.5 cm,门静脉癌栓较前缩小(图 6-5)。复查肿瘤标志物,AFP 3.95 ng/mL,PIVKA-Ⅱ 28.00 mAU/mL。经放疗、靶向联合免疫的综合治疗后,肿瘤标志物已降至正常,PET-CT 提示肝脏病灶及门静脉癌栓均无活性,再次复查 CT,提示肝内病灶距肝右静脉最短距离达到 1.5 cm,门静脉癌栓开始退缩,但与门静脉主干关系仍然密切,建议继续靶向免治联合疗 2 个周期后,再考虑行手术切除。

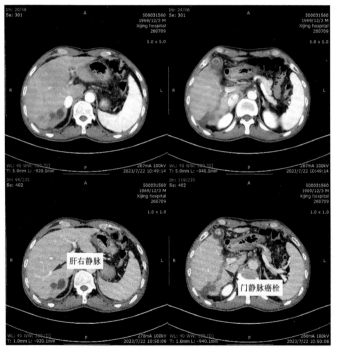

图 6-5　上腹部 CT 提示肝癌坏死缩小,门静脉癌栓退缩至右后分支

第三次讨论

【讨论时间】

2023 年 9 月 10 日。

【讨论目的】

制订后续治疗方案。

【参与科室】

肝胆外科、介入科、影像科、超声科、病理科、肝病科、放疗科、肿瘤科。

【讨论意见/结论】

经过前期"d-TACE+靶向+免疫+放疗"的综合治疗,肿瘤标志物指标已降至正常水平。上次 PET-CT 评估肝内病灶及门静脉癌栓未见活性,2023 年 9 月 6 日复查上腹部 CT 及肝脏三维重建,提示肿瘤明显缩小,门静脉癌栓较前明显缩小,已退缩至门静脉右后支(图 6-6)。根据《原发性肝癌诊疗指南(2022 年版)》,已具备根治性切除条件,建议积极完善术前相关检查,限期行手术切除。

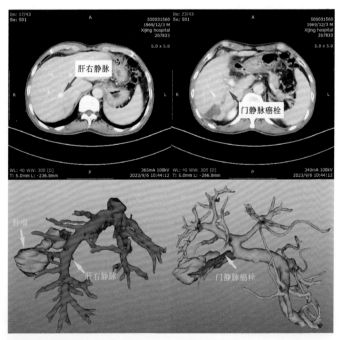

图 6-6　腹部 CT 及肝脏三维重建提示综合治疗后肿瘤明显缩小,
门静脉癌栓退缩

【执行情况及治疗结局】

术前评估:Child - Pugh 分级为 A 级,ICG 15 分钟滞留率为
18.6%,肝脏三维重建提示肝脏右后叶切除,剩余肝脏体积为
765.60 cm³,残余肝脏体积比为 75.82%。2023 年 9 月 13 日,患者于
全身麻醉下行肝右后叶切除 + 胆囊切除术(图 6 - 7)。术后病理报
告:①(综合治疗后,肝右后叶)查见大片坏死组织,符合治疗后改变,
未见残余癌组织,切缘未查见癌组织,周围肝组织慢性炎伴结节性肝
硬化(G3S4);②(门静脉右支)纤维组织玻璃样变性伴慢性炎,未查见
癌组织;③慢性胆囊炎。病理评估:病理完全缓解(pCR)。

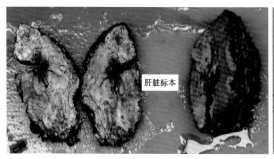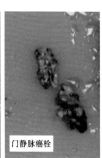

图 6 - 7　术后标本

术后患者肝功能欠佳,出现大量腹水,术后肝功能及腹水引流量
见图 6 - 8,给予间断输血浆、人血白蛋白并积极进行保肝、利胆、利尿
等治疗,病情逐好转。患者于术后第 13 日携带腹腔引流管出院,嘱其
出院后加强营养,口服利尿药物及抗病毒药物。术后第 20 日引流量
减少至 400mL 后拔管,拔管后未出现明显腹胀等不适。术后 2 个月,
根据恢复情况予以仑伐替尼单药进行术后辅助治疗。

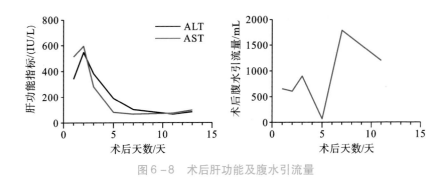

图 6-8　术后肝功能及腹水引流量

三、诊疗及随访

患者诊疗及随访过程如图 6-9 所示。

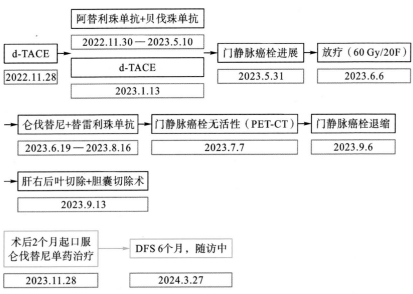

图 6-9　患者治疗及随访过程示意图

手术切除肝脏病灶后,患者无瘤生存 6 月余。2023 年 11 月 28 日,复查胸腹部 CT,提示右侧少量胸腔积液,肝右叶占位术后改变,术区少许积血、积气较前吸收,腹腔多发渗出、少量积液较前吸收;胆囊切除术后改变(图 6 – 10)。复查肿瘤标志物正常(图 6 – 11)。因患者一般情况可,胸腹部 CT 示腹水较前明显减少,故于 2023 年 11 月 28 日起口服仑伐替尼单药治疗。

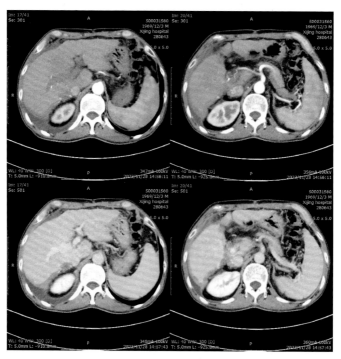

图 6 – 10　术后 2 个月腹部 CT 未提示肿瘤复发

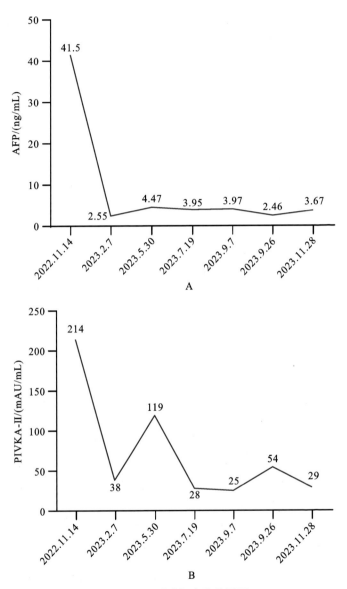

图 6 - 11 肿瘤标志物监测图

四、病例点评

　　肝细胞癌(HCC)是目前最常见的恶性肿瘤之一,全球发病率位于恶性肿瘤的第6位,位居肿瘤致死原因的第4位。虽然近年来肝癌的诊疗技术取得了长足的进步,但患者预后依然很差,其重要原因是大多数肝癌患者在就诊时已处于晚期。门静脉癌栓(PVTT)是进展期肝癌最重要的特征之一,也是肝癌侵犯门静脉后形成的最常见的血管转移灶,其发生率高达44%~62.2%。肝癌患者一旦合并PVTT,容易出现两种严重后果,一是门静脉堵塞,形成门静脉高压,导致肝功能恶化、上消化道出血和顽固性腹水等严重并发症;二是导致肝内及肝外肿瘤细胞血行转移,这是肝癌预后不良的重要因素之一。

　　门静脉癌栓分型包括日本肝癌研究组的Vp分型和我国程氏分型。程氏分型相较于Vp分型更适用于我国PVTT患者的病情评估、治疗选择和预后分析,中国医师协会肝癌专业委员会推荐程氏分型作为我国PVTT分型标准。我国指南认为,CNLC Ⅱb和CNLC Ⅲa期肝细胞癌患者,在技术可切除的条件下,可考虑手术切除肿瘤并经门静脉取癌栓,但首选TACE和系统治疗;欧洲肝病学会(European Association for the Study of the Liver,EASL)指南认为,伴肝脏大血管侵犯的肝细胞癌是肝切除的绝对禁忌证,仅推荐进行系统治疗;美国国家综合癌症网络(National Comprehensive Cancer Network,NCCN)指南中,对伴有肝脏大血管侵犯的肝细胞癌患者,建议行局部治疗和系统治疗。但伴PVTT患者,其中位生存期目前未见明显提高,仅为6.5~12个月。我国肝癌分期将血管侵犯归为Ⅲa期,首选TACE及系统治疗,但门静脉主干癌栓并非手术的绝对禁忌证。《肝癌转化治疗中国专家共识(2021版)》认为,肝癌不可切除的原因可分为外科学原因和肿瘤学原因。外科学原因是指不能实施安全的手术切除,肿瘤学原因则是指切除后的疗效未能超越其他治疗方式。其中,对技术可切除的CNLC Ⅲa期患者,建议首选系统药物治疗,采用积极的转化策略,包括高强度、多种治疗模式联合治疗等,以争取在短期内达到肿瘤缩小和降期的目标,最终获得根治性治疗的机会。

近年来,免疫联合靶向治疗在晚期 HCC 治疗中取得了较好的效果,部分患者经过治疗重新获得了根治性手术的机会。此外,基础研究显示,与肝实质内癌细胞相比,癌栓细胞对于放射线更敏感。多篇文献报道了单独放射治疗或联合肝动脉灌注化疗有效促使肝癌合并 PVTT 患者成功降期,并接受手术的案例。对于肝癌合并 PVTT 患者治疗的高等级循证医学证据较少,手术治疗、靶向治疗、免疫治疗、局部介入治疗、放射治疗等单独或者联合治疗方案均被采用。但单一治疗方案对肝癌合并 PVTT 患者的治疗效果不佳,最优的治疗方案选择仍面临挑战,多学科综合诊疗模式逐渐成为复杂肝癌患者综合治疗的必然选择。

本例患者为原发性肝癌合并门静脉右后支癌栓,无法实施一期根治性切除。根据《原发性肝癌诊疗规范(2022 年版)》《肝癌转化治疗中国专家共识(2021 版)》和《肝细胞癌合并肝静脉及下腔静脉癌栓多学科诊治中国专家共识(2019 版)》,西京医院肝癌 MDT 讨论及评估后认为:该病例为肝癌伴门静脉癌栓,分期为 CNLC Ⅲa 期。根据程氏分型,门静脉癌栓分型为 Ⅰ 型,属于技术可切除但肿瘤学不可切除,手术治疗效果有限且难以达到 R0 切除,治疗方法应以局部介入治疗联合系统治疗为主,定期监测治疗结果,以确定后续方案。首次讨论时为患者制订了"d – TACE + 靶向 + 免疫 + 抗病毒"的综合治疗方案,联合"T + A"(5 个周期)后,肿瘤达到部分缓解,但门静脉癌栓较前进展(程氏Ⅲ型)。该患者门静脉右后支优先从门静脉主干发出,主干向上走行发出左支及右前支,根据 Couinaud 的门静脉分支划分方法,其属于 Ⅱ 型变异。右后支癌栓进展后直接侵犯门静脉主干,达到程氏分型的 Ⅲ 型。再次经过 MDT 讨论及评估,考虑到目前门静脉癌栓较前进展,更改患者的治疗方案为放射治疗联合靶向免疫治疗,最终达到肿瘤缓解以及门静脉癌栓降期的目标。整个综合治疗期间,患者耐受性良好,术前 2 周停用仑伐替尼,于 2023 年 9 月 13 日行肝脏右后叶切除＋胆囊切除术。术后经过积极保肝、利胆、输血及人血白蛋白、利尿、营养支持等对症治疗,患者恢复良好,顺利出院。该患者提示我们,对于肝癌转化治疗的患者,特别是肝硬化较重,ICG 15 分钟滞留率＞15％者,应慎重考虑手术治疗。经综合治疗的肝癌患者,其术前肝功能指标并不能反映真实的肝功情况,术前应积极给予保肝药物治疗,并按照共识要求停用系统治疗药物。术后随访,患者一般情况较好,肝功能正常,腹水较前明显减少,未见肿瘤复发,生活质量良好,继续予以术后辅助靶向治疗。

综上所述,对于肝癌合并 PVTT 的患者,转化治疗是安全且有效的,经 MDT 讨论的综合治疗模式能提高晚期 HCC 患者的转化成功率,同时也要重视转化治疗后的手术窗口期的选择。MDT 治疗模式有助于克服单一学科治疗的不足,充分发挥各学科的专业优势,为患者提供合理、个体化且获益最大的治疗方案。

(汪建林　魏丹)

参考文献

[1] 中国医师协会肝癌专业委员会.肝细胞癌合并门静脉癌栓多学科诊治中国专家共识(2018 年版)[J].临床肝胆病杂志,2019,35(4):737－743.

[2] 国家卫生健康委办公厅.原发性肝癌诊疗指南(2022 年版)[J].临床肝胆病杂志,2022,38(2):288－303.

[3] 中国抗癌协会肝癌专业委员会转化治疗协作组.肝癌转化治疗中国专家共识(2021 版)[J].中国实用外科杂志,2021,41(6):618－632.

[4] CHENG S Q,WU M C,CHEN H,et al. Tumor thrombus types influence the prognosis of hepatocellular carcinoma with the tumor thrombi in the portal vein[J]. Hepatogastroenterology,2007,54(74):499－502.

[5] ZHANG Z M,LAI E C,ZHANG C,et al. The strategies for treating primary hepatocellular carcinoma with portal vein tumor thrombus[J]. Int J Surg,2015.20:8－16.

[6] PAWARODE A,VORAVUD N,SRIURANPONG V,et al. Natural history of un-

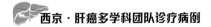

treated primary hepatocellular carcinoma:a retrospective study of 157 patients[J]. Am J Clin Oncol,1998,21(4):386 – 391.

[7] LI S H,WEI W,GUO R P,et al. Long – term outcomes after curative resection for patients with macroscopically solitary hepatocellular carcinoma without macrovascular invasion and an analysis of prognostic factors [J]. Med Oncol,2013,30 (4):696.

[8] LI S H,GUO Z X,XIAO C Z,et al. Risk factors for early and late intrahepatic recurrence in patients with single hepatocellular carcinoma without macrovascular invasion after curative resection[J]. Asian Pac J Cancer Prev,2013,14(8):4759 – 63.

[9] SHI J,LAI E C,LI N,et al. A new classification for hepatocellular carcinoma with portal vein tumor thrombus[J]. J Hepatobiliary Pancreat Sci,2011,18(1):74 – 80.

[10] European Association for the Study of the Liver. EASL Clinical Practice Guidelines: Management of hepatocellular carcinoma[J]. J Hepatol,2018,69(1):182 – 236.

病例 **7** | **肝癌伴肝内多发转移**

一、病情简介

【基本信息】

患者,男,37 岁,于 2022 年 11 月 24 日入院。

【主诉】

右侧腹部疼痛不适 1 年,发现肝占位 13 天。

【现病史】

患者于 1 年前出现右侧腹部疼痛不适,未行特殊治疗,近半月疼痛加剧。在当地医院就诊,发现存在肝占位,性质未定,遂于我院就诊。无腹胀、恶心、呕吐,无发热、寒战,无黑便及便血。门诊以"肝占位"收入我科。患者自发病以来,神志清,精神可,大小便正常。

【特殊既往史、家族史及个人史】

患者既往有乙肝病史 37 年,未治疗,1 年前开始口服恩替卡韦抗病毒治疗。

【重要专科体征】

无。

【主要化验及辅助检查结果】

AFP 400 ng/mL,PIVKA－Ⅱ 1793 mAU/mL;乙肝病毒 DNA 定量 27300IU/mL。肝功能 Child－Pugh 分级:A 级。

腹部平扫/增强 CT:肝右叶多发占位,增强扫描表现为"快进快出",考虑为肝癌(图 7－1)。

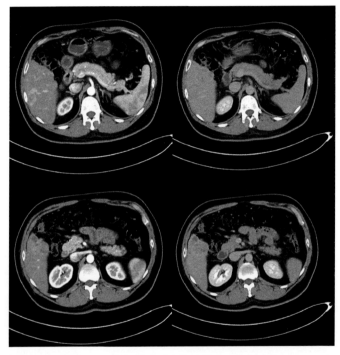

图 7－1　腹部增强 CT 提示肝右叶多发占位

【诊断】

1. 肝占位性病变

　　原发性肝细胞癌(CNLC Ⅱb 期)

2. 肝硬化

3. 慢性乙型病毒性肝炎

二、MDT 讨论过程

首次讨论

【讨论时间】

2022 年 11 月 27 日。

【讨论目的】

明确疾病诊断及选择后续治疗方案。

【参与科室】

肝胆外科、介入科、影像科、超声科、病理科、肝病科、放疗科、肿瘤科。

【讨论意见/结论】

结合患者的病史、化验及影像学检查结果,考虑原发性肝细胞癌诊断成立。根据《原发性肝癌诊疗指南(2022 年版)》及《肝癌转化治疗中国专家共识(2021 版)》,肿瘤的临床分期为 CNLC Ⅱb 期。肿瘤位于肝右叶,较分散,肝左叶体积不足,暂不建议患者行外科手术切除,可先行介入局部治疗结合靶向免疫治疗,并根据治疗效果及时调整治疗方案,后期可考虑转化后切除。

【执行情况及治疗结局】

患者于 2022 年 11 月 28 行碘化油 c - TACE (conventional - TACE,c - TACE 即常规肝动脉插管化疗栓塞术)结合载药微球 d - TACE,即 TACE 术中使用载药微球(100 ~ 300 μm)载入 60 mg 吡柔比星及 3 mL 碘化油栓塞肿瘤血管。术后联合靶向药物仑伐替尼。术后 1 个月复查腹部增强 CT,提示肝右叶散在多发病灶介入治疗术后改变,未见明确异常强化,肝硬化情况同前(图 7 - 2)。肿瘤标志物,AFP 15 ng/mL,PIVKA - Ⅱ 45 mAU/mL。结合以上情况,考虑肿瘤部分缓解(PR)。

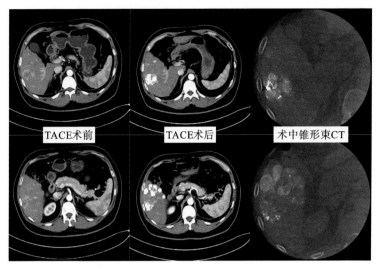

图 7-2　TACE 术中采用锥形束 CT 即刻验证栓塞效果，
术后复查增强 CT,病灶未见明显强化

第二次讨论

【讨论时间】

2023 年 1 月 5 日。

【讨论目的】

制订下一步治疗方案。

【参与科室】

肝胆外科、介入科、影像科、病理科、肿瘤科。

【讨论意见/结论】

患者行 TACE + 仑伐替尼治疗后,影像学疗效评估为 PR。PS 评分:0 分。Child - Pugh 分级:A 级。ICG 15 分钟滞留率为 4.7%。AFP 10.7 ng/mL,PIVKA Ⅱ - 47 mAU/mL。建议患者继续口服仑伐替尼,定期复查 3 个月。若肿瘤标志物与影像学情况稳定,可考虑实施转化切除,但患者肝左叶体积较小,体重 80 kg,可适时行门静脉栓塞术

(portal vein embolization,PVE)进行门静脉右支栓塞,使肝左叶代偿性增大,从而满足手术要求。

【执行情况及治疗结局】

患者于2023年1月8日及3月9日行PVE治疗2次(图7-3),术后肝左叶代偿性增大,期间复查肿瘤标志物均在正常范围内,影像学未见明显异常。2023年4月12日,行右半肝切除+胆囊切除+右侧尾状叶切除+肝门淋巴结清除术(图7-4)。术后病理报告:①(综合治疗后,肝右叶及部分尾状叶)肝脏实质内多发坏死结节伴纤维包膜形成,结节内可见大片坏死,未查见明确存活肿瘤细胞,纤维包膜局部周边可见多灶卫星结节(8枚,直径0.4~2mm不等),切缘未查见癌组织,周围肝脏呈结节性肝硬化(G1S4)伴轻度脂肪变性。②另有(12

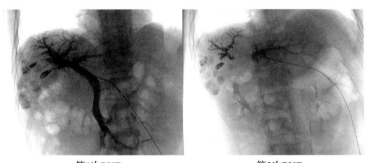

第1次PVE　　　　　　　　　　　第2次PVE

图7-3　PVE栓塞门静脉右支(近70%)

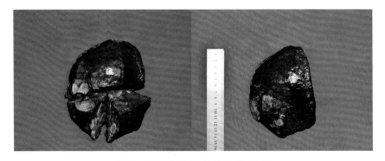

图7-4　术中切除的肝脏标本

组)淋巴结(0/1)未查见转移癌。③慢性胆囊炎。病理分期:AJCC ypT1aN0。病理评估:明显病理缓解(major pathologic response,MPR)。免疫组化染色结果:CK19(-),CK7(灶+),CK8/18(+),Glypican-3(弱+),GS(+),Hep(+),P53(+,提示突变型表达),CD34显示肝窦内皮血管化,Ki-67增殖指数约50%。术后1个月行肝动脉灌注化疗术(TAI)。

三、诊疗及随访

患者诊疗及随访过程如图7-5所示。

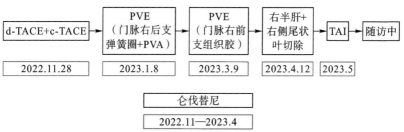

图7-5　患者诊疗及随访过程示意图

患者自发病以来,已生存9个月,手术后规律复查6个月,肿瘤标志物正常(图7-6),影像学检查未见异常。

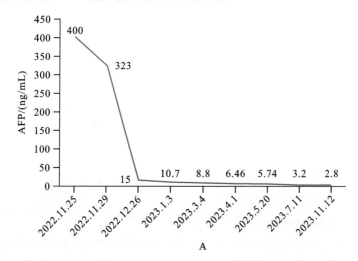

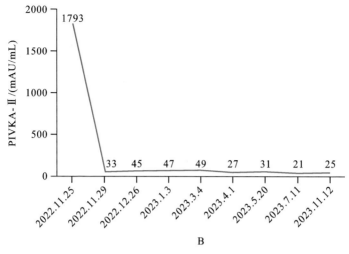

图 7-6 肿瘤标志物监测图

四、病例点评

HCC 患者想要根治或获得长期生存主要依靠手术切除,但我国70%~80%肝癌患者在初诊时已属于中晚期(CNLC Ⅱb 期、CNLC Ⅲa 期、CNLC Ⅲb 期),中位生存期为2年左右,因此,争取为该类患者尽可能提供根治机会具有重大意义。转化治疗将系统治疗与局部治疗进行不同模式的结合,提高了 HCC 转化后治疗的成功率。然而,由于发展时间尚短,诸多问题有待继续深入探索,包括实施转化治疗方案的时机、效果评价及患者术后的管理等。

转化治疗包括将外科学意义上的不可切除肝癌转化为外科学意义上的可切除肝癌,也包括将切除后疗效较差的患者(CNLC Ⅱb 期、CNLC Ⅲa 期)转化为切除后疗效更好的患者(肿瘤学意义上的转化)。转化治疗包括以下内容。①针对肿瘤的治疗:如系统药物治疗(靶向免疫联合治疗)、局部治疗(TACE、HAIC、SIRT、放疗等);②增加肝脏组织的治疗:门静脉栓塞术,联合肝脏离断和门静脉结扎的两步肝切除法。本例患者采用 TACE 联合仑伐替尼治疗,肿瘤标志物及影像学综合评估为 CR,在测算残肝体积不足的情况下采用 PVE 来增加肝左叶体积,最终达到转化切除的目的。值得注意的是,本例患者 TACE 术后 1 个月,肿瘤标志物均下降至正常,说明彻底栓塞的重要性,本例采用常规碘化油 c – TACE 结合载药微球 d – TACE 方式,精细栓塞,术中使用锥形束 CT 即刻评估效果,最终达到使病灶坏死的效果。

转化治疗目前被广泛认可,但转化治疗过程仍存在争议。首先,转化治疗到什么程度时考虑外科切除? 目前使用的转化治疗方案中,更加推崇起效快速、缓解程度较深、缓解持续时间较长的方案,主要以肿瘤缩小或降期、大血管内癌栓坏死、评价为完全或部分缓解,或病情稳定持续 3 ~ 4 个月为依据。有研究指出治疗早期(2 ~ 3 周)的 AFP 或 PIVKA – Ⅱ 下降 >50% 可作为不可切除肝癌患者接受抗血管生成和免疫治疗后客观缓解的预测标志物。其次,许多研究者认为针对因技术原因无法切除的患者一旦达到外科学可切除的标准,就应尽早切除。而有研究结果显示,肝癌转化切除后患者的无瘤生存期与病理缓解程度相关,病理学缓解的患者术后无瘤生存期更长。主流观点认为应在肿瘤达到客观缓解并稳定一段时间后再进行手术,但是观察期的长短从 1 ~ 4 个月不等,国外有学者观察至 6 ~ 8 个月后才进行手术切除,此外还需考虑药物的起效时间、毒副作用、手术前的停药时间。再次,应考虑转化成功后手术切除的必要性。转化治疗的意义在于使患者获得根治性治疗的机会,继而获得较长的无瘤生存期及总生存期。目前的转化治疗研究多数以短期获益(如手术切除率、术后复发率等)作为主要的观察指标,以长期生存作为研究终点的研究不多。同时,目前尚无证据支持获得病理完全缓解的肝癌患者继续采用非手术治疗并获长期生存的数据。但如未行手术治疗,切除全部原发及转移病灶,也无法保证患者达到病理完全缓解。最后,手术切除术后的辅助治疗方案该如何选择? 有学者认为,既然已成功转化,术后即可停用系统治疗药物或只在短期内使用。但目前普遍观点认为应在术后一段时间内继续保持转化治疗时使用的方案。如酪氨酸激酶抑制剂,建议长期服用,以 6 个月为 1 个观察周期,PD - 1 类药物宜长期维持治疗,不建议停药,等等。以上问题均需在今后的临床研究中进行探索。

(徐健　安睿)

参考文献

[1] 中国抗癌协会肝癌专业委员会转化治疗协作组. 肝癌转化治疗中国专家共识(2021 版)[J]. 中国实用外科杂志,2021,41(6):618 - 632.

[2] ZHANG Y,HUANG G,WANG Y,et al. Is salvage liver resection necessary for initially unresectable hepatocellular carcinoma patients downstaged by transarterial chemoembolization? Ten years of experience[J]. Oncologist,2016,21(12):1442 - 1449.

[3] ZHU X D,HUANG C,SHEN Y H,et al. Downstaging and resection of initially unresectable hepatocellular carcinoma with tyrosine kinase inhibitor and anti - PD - 1 anntibody combinations[J]. Liver Cancer,2021,10(4):320 - 329.

[4] CHAN A,ZHANG W Y,CHOK K,et al. ALPPS versus portal vein embolization for hepatitis - related hepatocellular carcinoma:a changing paradigm in modulation of future liver remnant before major hepatectomy[J]. Ann Surg,2021,273(5):957 - 965.

[5] LOPEZ - LOPEZ V,MIURA K,LPPEZ - CONSEA A,et al. ALPPS versus portal vein embolization for hepatitis B virus - associated hepatocellular carcinoma:a delicate balance between volume and morbidity[J]. Hepatobiliary Surg Nutr,2023,12(2):284 - 286.

[6] ZHOU H,SONG T. Conversion therapy and maintenance therapy for primary hepatocellular carcinoma[J]. Biosci Trends,2021,15(3):155 - 160.

[7] SUN H C,ZHOU J,WANG Z,et al. Chinese expert consensus on conversion therapy for hepatocellular carcinoma(2021 edition)[J]. Hepatobiliary Surg Nutr,2022,11(2):227 - 252.

[8] ARITA J,ICHIDA A,NAGATA R,et al. Conversion surgery after preoperative therapy for advanced hepatocellular carcinoma in the era of molecular targeted therapy and immune checkpoint inhibitors[J]. J Hepatobiliary Pancreat Sci,2022,29(7):732 - 740.

[9] XIE D Y,ZHU K,REN Z G,et al. A review of 2022 Chinese clinical guidelines on

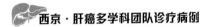
the management of hepatocellular carcinoma:updates and insights[J]. Hepatobiliary Surg Nutr,2023,12(2):216 – 228.

[10] KUDO M. A novel treatment strategy for patients with intermediate – stage HCC who are not suitable for TACE:upfront systemic therapy followed by curative conversion[J]. Liver Cancer,2021,10(6):539 – 544.

病例 8 **巨大肝癌**

一、病情简介

【基本信息】

患者,男,34 岁,于 2023 年 2 月 17 日入院。

【主诉】

发现肝占位 12 天。

【现病史】

患者于 12 天前因腹部胀痛于当地医院查体,经检查发现肝占位。患者无乏力、消瘦,无皮肤、巩膜黄染,无恶心、呕吐,无黑便及便血,为进一步诊治,前来我院就诊。入院后行腹部增强 CT,提示肝右叶占位,增强动脉期可见多发迂曲血管影,边缘轻度强化,门静脉及延迟期密度降低,考虑肝右叶恶性占位病变伴内部坏死。患者自发病以来,神志清,精神可,大小便正常。

【特殊既往史、家族史及个人史】

患者既往有乙肝病史 10 年余,未行抗病毒治疗。

【重要专科体征】

无。

【主要化验及辅助检查结果】

AFP 48.3 ng/mL,PIVKA－Ⅱ 75000 mAU/mL;乙肝病毒 DNA 定量 878 IU/mL。肝功能 Child－Pugh 分级:A 级。

腹部平扫/增强 CT:肝右叶占位,较大截面约 10.0 cm×10.5 cm,增强动脉期可见多发迂曲血管影,边缘轻度强化,门静脉及延迟期密度降低,考虑肝右叶恶性占位病变伴内部坏死(图 8－1)。

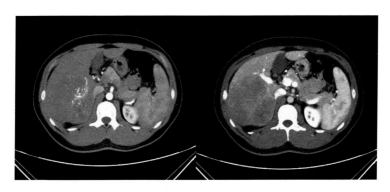

图 8－1　腹部增强 CT 提示肝右叶巨大占位伴局部坏死

【诊断】

1. 肝占位性病变

　　原发性肝细胞癌(CNLC Ⅰb 期)

2. 慢性乙型病毒性肝炎

二、MDT 讨论过程

首次讨论

【讨论时间】

2023 年 2 月 19 日。

【讨论目的】

明确疾病诊断及选择后续治疗方案。

【参与科室】

肝胆外科、介入科、影像科、超声科、病理科、肝病科、放疗科、肿瘤科。

【讨论意见/结论】

结合患者的病史、化验及影像学检查结果,考虑原发性肝细胞癌诊断成立。根据《原发性肝癌诊疗指南(2022 年版)》,肿瘤的临床分期为 CNLC Ib 期,患者肿瘤负荷较大,暂无法行外科手术切除,建议选择以介入局部治疗联合系统治疗为基础的综合治疗方案,并根据治疗效果及时调整治疗方案,后期可考虑转化后切除。

【执行情况及治疗结局】

2023 年 2 月 20 日,行 TACE,术中用 DCB 载药微球(粒径 300 ~ 500 μm 加载吡柔比星 80 mg)部分栓塞肿瘤血管。术后 1 个月复查:腹部增强 CT 提示肝右叶内部坏死范围较前扩大,增强内部仍可见多发迂曲血管影及斑片状混杂强化影;肿瘤标志物 AFP 30.6 ng/mL,PIVKA – Ⅱ 42478 mAU/mL。综合评估,考虑肿瘤部分缓解(PR)。由于病灶巨大,单纯 TACE 栓塞疗效有限,可考虑 TACE 序贯肝动脉灌注化疗(hepatic arterial in fusion chemotherapy,HAIC)模式。患者于 2023 年 4 月 4 日及 5 月 8 日分别行HAIC,期间入组安罗替尼联合派安普利单抗("双安"方案),规律靶向免疫联合治疗 3 次,复查 AFP 6.82 ng/mL,PIVKA – Ⅱ 5317 mAU/mL。为求明确进一步治疗方案,将组织第 2 次 MDT 讨论。

第二次讨论

【讨论时间】

2023 年 6 月 12 日。

【讨论目的】

制订下一步治疗方案。

【参与科室】

肝胆外科、介入科、影像科、病理科、肿瘤科。

【讨论意见/结论】

患者经介入局部治疗及全身治疗后,肿瘤标志物虽较前明显下降,但仍处于较高水平(PIVKA-Ⅱ 5317 mAU/mL),患者较为年轻且病灶局限于肝右叶,争取通过治疗达到转化目的。回顾最后一次HAIC的情况,肝右动脉起自肠系膜上动脉,肝左动脉起自腹腔干,两次HAIC均将导管置于肝右动脉起始处,肝内造影未见明确异常染色。但结合CT发现,肝右叶近肝顶处病灶仍有强化,故考虑有肝外动脉供血可能,仔细分析增强CT图像,发现腹腔干开口旁发出的右侧膈下动脉可能参与肝顶病灶供血(图8-2)。因此,结合MDT讨论意见,拟再次行TACE治疗,栓塞右侧膈下动脉。

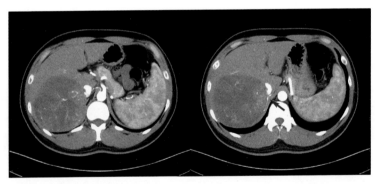

图8-2 增强CT显示右侧膈下动脉进入肿瘤内部

【执行情况及治疗结局】

2023年6月15日,再次为患者行TACE治疗,术中证实右侧膈下动脉参与肝顶残余病灶供血(图8-3),给予碘化油与吡柔比星混悬液进行栓塞,术中行锥形束CT证实栓塞部位及栓塞效果。术后1个月复查肿瘤标志物,AFP 5.41 ng/mL,PIVKA-Ⅱ 71 mAU/mL;复查腹部增强MR,提示肝右叶占位较前缩小,肝右叶见不规则低密度影,未见明显强化,DWI 呈稍高信号(图 8 - 4)。经综合评估,考虑肿瘤部分缓解(PR)。患者继续使用"双安"方案进行靶向免疫治疗,同时进入外科切除评估阶段。

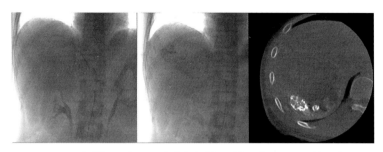

图 8 - 3　造影提示右膈下动脉参与供血,锥形束 CT 证实栓塞部位

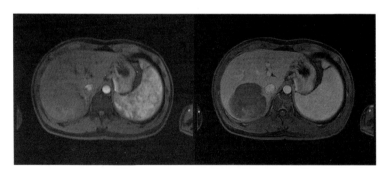

图 8 - 4　栓塞后 MR 提示病灶控制良好

三、诊疗及随访

患者诊疗及随访过程如图 8 - 5 所示。

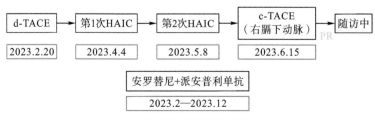

图 8 - 5　患者诊疗及随访过程示意图

患者肿瘤标志物指标稳定(图8-6)。

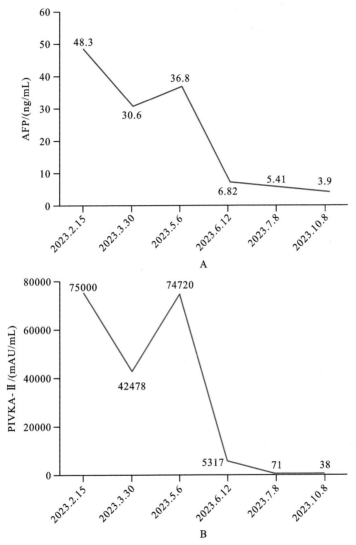

图8-6　肿瘤标志物监测图

四、病例点评

在我国,原发性肝癌高居癌症发病率的第 4 位,死亡率的第 2 位,其中约 85% 的患者为原发性肝细胞癌,5 年生存率仅为 14.1%。目前,外科手术仍是治疗 HCC 的首选方案,但是由于起病隐匿、进展迅速和早期诊断困难,大部分 HCC 患者确诊时已处于中晚期阶段,失去了手术切除的机会。不可切除的大肝癌(直径 >5 cm)因肿瘤负荷大、残肝体积小、肝功能差、易出现子病灶、胆管压迫、存在血管侵犯、多发血管瘘形成等情况而临床治疗难度大。有研究指出,直径 >5 cm 的肝癌具有多发卫星病灶、血管侵犯风险,同时通常为分化较差的病理类型,尤其是血管侵犯的比例明显提高。因此,大肝癌患者的临床分期(CNLC、BCLC)以及相应治疗方案可能存在潜在差异。

正常肝脏接受来自肝动脉和门静脉的双重血液供应,但 HCC 从肝动脉获得了 90% 的血液供应。因此,彻底检查从腹腔干和肠系膜上动脉起始的正常和变异肝动脉,对于 TACE 的成功和获得最佳治疗结果至关重要。除肝动脉外,HCC 也可由肝外动脉供血。根据一项评估 HCC 患者肝外动脉供血的回顾性研究,肝外动脉的发展与肿瘤大小、外周位置和既往 TACE 手术次数有关。另有研究指出,肿瘤的负荷大小是预测肝外动脉血供的主要因素,当肿瘤直径 >5 cm 时,肝外动脉供血比例明显增加,可高达 47%。当肝外周动脉因多次 TACE 手术而减少或闭塞时,也可能促进肿瘤肝外动脉供血的发生。潜在的肝外动脉分支包括右膈下动脉、大网膜动脉、右肾上腺动脉、右肾动脉、左胃动脉、肠系膜上动脉、左膈下动脉和胆囊动脉等,在这些动脉中,最常见的供血动脉是右膈下动脉。本例患者为肝右叶巨大肿瘤,在无法外科切除的情况下,使用 TACE 进行栓塞,首次 TACE 治疗后序贯 HAIC 2 次,患者肝右动脉起自肠系膜上动脉,第 2 次 HAIC 治疗时肝右动脉造影未发现异常染色,考虑可能有肝外动脉供血,结合 CT 图像及术中锥形束 CT,可以精准判断肿瘤血供来源。首次栓塞为部分减瘤性栓塞,后期 HAIC 未发现异常染色,立即进行残余动脉栓塞。同时,靶向免疫联合治疗在该患者的治疗过程中也起到了关键作用。

值得注意的是,巨大肿瘤常合并血管侵犯,在增强 CT 检查时推荐薄层扫描或进行肝动脉、门静脉、肝静脉的三维重建,以便获得更多脉管侵犯信息。

(徐健 安睿)

参考文献

[1] 国家卫生健康委办公厅. 原发性肝癌诊疗指南:2022 年版[J]. 临床肝胆病杂志,2022,38(2):288 – 303.

[2] SUNG H,FERLAY J,SIEGEL R L,et al. Global cancer statistics 2020:GLOBO-CAN estimates of incidence and mortality worldwide for 36 cancers in 185 coun-tries[J]. CA Cancer J Clin,2021,71(3):209 – 249.

[3] GOLSE N,EL BOUYOUSFI A,MARQUES F,et al. Large hepatocellular carcino-ma:Does fibrosis really impact prognosis after resection? [J]. J Visc Surg,2018,155(4):265 – 273.

[4] CHUNG J W,KIM H C,YOON J H,et al. Transcatheter arterial chemoembolization of hepatocellular carcinoma:prevalence and causative factors of extrahepatic collat-eral arteries in 479 patients [J]. Korean J Radiol,2006,7(4):257 – 266.

[5] ZHAO Y,FANG Z,LUO J,et al. Evaluation of extrahepatic collateral arteries in hepatocellular carcinoma in three independent groups in a single center [J]. Exp Ther Med,2015,10(6):2366 – 2374.

[6] MOUSTAFA A S,ABDEL AAL A K,ERTEL N,et al. Chemoembolization of hepa-tocellular carcinoma with extrahepatic collateral blood supply:anatomic and techni-cal considerations [J]. Radiographics,2017,37(3):963 – 977.

[7] FRONDA M,MISTRETTA F,CALANDRI M,et al. The role of immediate post – procedural cone – beam computed tomography(CBCT)in predicting the early ra-diologic response of hepatocellular carcinoma(HCC)nodules to drug – eluting bead transarterial chemoembolization(DEB – TACE)[J]. J Clin Med,2022,11(23):7089.

［8］PEISEN F,MAURER M,GROSSE U,et al. Intraprocedural cone – beam CT with parenchymal blood volume assessment for transarterial chemoembolization guidance:Impact on the effectiveness of the individual TACE sessions compared to DSA guidance alone ［J］. Eur J Radiol,2021,140:109768.

［9］ZHOU H,SONG T. Conversion therapy and maintenance therapy for primary hepatocellular carcinoma ［J］. Biosci Trends,2021,15(3):155 – 160.

［10］LI B,QIU J,ZHENG Y,et al. Conversion to resectability using transarterial chemoembolization combined with hepatic arterial infusion chemotherapy for initially unresectable hepatocellular carcinoma ［J］. Ann Surg Open,2021,2(2):e057.

肝癌伴肺及腰椎转移

一、病情简介

【基本信息】

患者,男,60 岁,于 2022 年 12 月 2 日入院。

【主诉】

肝癌伴腰椎转移,已行综合治疗 4 个月,拟行介入治疗。

【现病史】

8 个月前患者无明显诱因出现左侧腰背部疼痛伴双侧小腿间断性疼痛,以左侧为著。前往当地医院就诊,按照腰椎间盘突出给予对症治疗,双下肢疼痛有所缓解,但仍感腰痛明显。2022 年 8 月 8 日,患者就诊于我院,行骨扫描检查,提示第 3 腰椎椎体附件区域骨代谢活跃,考虑恶性病变。经其他检查发现肝内占位,考虑为肝脏恶性肿瘤。随后行腰椎肿物穿刺活检,结果支持肝癌转移。由于椎体被肿物压迫,患者有出现下肢瘫痪的风险,结合患者及其家属的意愿以及多科室会诊结果,决定于 2022 年 8 月 16 日先行经皮左侧第 3 腰动脉栓塞术,以预防外科切除术中出血;同日,行后路第 3 腰椎全椎板切除减压,第 3 腰椎椎体、椎管内及椎旁肿瘤切除,第 1、2、4、5 腰椎椎体内固定术。

术后患者恢复良好。出院后,患者规律使用仑伐替尼联合帕博利珠单抗、地舒单抗方案治疗 4 个月。期间患者无发热,无恶心、呕吐,无腹痛、腹胀、腹泻,无血便、黑便。左下肢活动受限,可行走,平日以轮椅出行。

2022 年 12 月,患者来我院复诊,影像学检查提示腰椎转移术后区域再次复发,病灶大小约 6.7 cm×8.1 cm。

【特殊既往史、家族史及个人史】

患者既往有乙肝病史 25 年,3 年前开始规律口服恩替卡韦抗病毒治疗。患高血压 4 年,口服降压药,血压控制可。

【重要专科体征】

全腹无压痛;左下肢活动受限,无畸形,无下肢水肿,四肢肌力、肌张力下降。

【主要化验及辅助检查结果】

病理报告:(腰椎旁)恶性肿瘤,形态结合免疫组化染色结果支持转移癌,倾向于肝细胞癌转移。免疫组化染色结果:CD34(-),CDX - 2(-),CK19(-),CK20(-),CK7(-),Hsp70(-),SF - 1(-),CgA(-),Syn(-),CD56(-),CK8/18(+),Glypican - 3(+),Hep(部分 +),AFP(+),Arginase - 1(+),Ki - 67(+ ,局部约 8%)。

AFP >484000 ng/mL,PIVKA - Ⅱ 75000 mAU/mL;乙肝病毒 DNA 定量 <100 IU/mL。肝功能 Child - Pugh 分级:A 级。

胸腹部 MR:肝左叶巨大占位,大小约 19.1 cm×8.1 cm。增强扫描有"快进快出"表现,考虑为肝癌。腰椎及肺部多发占位,多考虑为转移癌(图 9 - 1)。

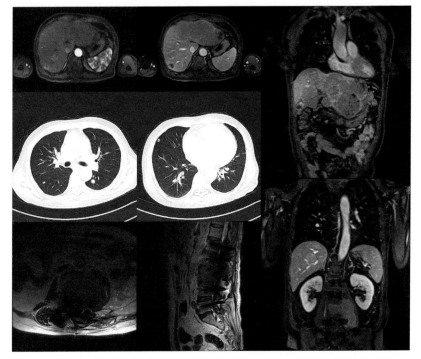

图 9 - 1　胸腹部 MR 提示肺部、肝脏及腰椎多发恶性占位

【诊断】

1. 原发性肝细胞癌（CNLC Ⅲb 期）

椎体继发恶性肿瘤

肺继发恶性肿瘤

2. 肝硬化

3. 慢性乙型病毒性肝炎

二、MDT 讨论过程

首次讨论

【讨论时间】

2022 年 12 月 2 日。

【讨论目的】

明确疾病诊断及后续治疗方案。

【参与科室】

肝胆外科、介入科、影像科、超声科、病理科、肝病科、放疗科、肿瘤科。

【讨论意见/结论】

结合患者的病史、病理、化验及影像学检查结果，考虑原发性肝细胞癌伴腰椎及肺转移。根据《原发性肝癌诊疗指南（2022年版）》，患者临床分期为 CNLC Ⅲb 期。患者病史较为特殊，继发现腰部症状后发现肝恶性占位病变，经穿刺活检确认腰部肿瘤为肝癌转移灶后，施行外科手术（尚未针对肝内原发病灶进行治疗），经过仑伐替尼及帕博利珠单抗联合治疗 4 个月，肿瘤控制效果不佳，现拟行局部治疗。肝脏恶性占位，大小约 19.1 cm×8.1 cm，且腰椎转移术后区域再次出现复发，大小约 6.7 cm×6.5 cm，建议针对肝内病灶行 TACE 治疗，腰部转移病灶可同期行肿瘤供血动脉栓塞术，靶向免疫联合治疗暂维持原方案。

【执行情况及治疗结局】

2022 年 12 月 3 日，为患者行 TACE + 腰椎病灶动脉栓塞术，TACE 术中使用载药微球（100 ~ 300 μm）载入 80 mg 吡柔比星栓塞肝内肿瘤血管，随后造影显示左侧腰动脉参与病灶供血，同时有动静脉瘘形成，通过 1.5 mL 碘油示廓，再给予部分载药微球联合聚乙烯醇（PVA）颗粒进行栓塞，栓塞后部分肿瘤供血血管闭塞。12 月 25 日，复查腹部增强 MR，提示：①腰椎及相应皮下软组织术后改变，皮下水肿较前稍减轻；第 3 腰椎椎体及附件区域恶性病变较前明显增大，肌间隙积液较前增多；②肝脏多发恶性病变，多考虑为肝癌伴肝内多发转移；③双肺转移灶较前稍增大（图 9 - 2）。检查肿瘤标志物，AFP > 484000 ng/mL，PIV-KA - Ⅱ 15136 mAU/mL。结合术后 1 个月复查腹部增强 CT 及肿瘤标志物,考虑病变稳定(SD)。肝功能 Child – Pugh 分级:A 级。

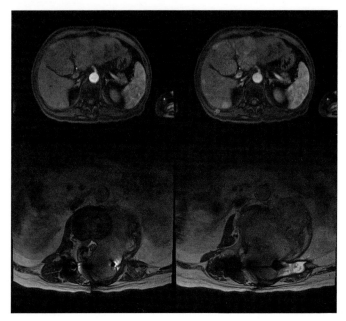

图 9 – 2　术后 MR 提示肝内病灶部分坏死,腰椎病灶栓塞术后部分较前增大

第二次讨论

【讨论时间】

2022 年 12 月 25 日。

【讨论目的】

制订下一步治疗方案。

【参与科室】

肝胆外科、介入科、影像科、病理科、肿瘤科。

【讨论意见/结论】

患者行 TACE + 腰部肿瘤供血动脉栓塞术 + 仑伐替尼 + 帕博利珠单抗治疗后,AFP、PIVKA – Ⅱ 下降不明显,结合影像学资料,综合评估为 SD。肝内肿瘤负荷仍然巨大,但部分强化明显减低,证明栓塞效果尚可,腰部转移灶较前增大,考虑为不完全栓塞所致。因患者肝内病灶较大,建议行 HAIC 3 或 4 个周期,将仑伐替尼更换为瑞戈非尼,腰椎病灶可考虑予以局部粒子植入加以控制。

【执行情况及治疗结局】

患者于 2022 年 12 月 28 日及 2023 年 1 月 30 日分别行 HAIC。首次 HAIC 术中将胃十二指肠动脉进行弹簧圈栓塞。术后检查肿瘤标志物,AFP 455705 ng/mL,PIVKA-Ⅱ 75000 mAU/mL。造影显示肝内病灶较前稳定。腰椎 MR 提示腰椎术后改变,第 3 腰椎椎体及附件恶性病变较大层面范围大致同前,其中腰 3/4 水平椎体左旁部分病变较前增大。遂于 2023 年 2 月 7 日行腰椎局部 ^{125}I 粒子植入,共植入粒子 30 颗。后于 2023 年 3 月 15 日及 4 月 17 日继续行 HAIC,术后复查 AFP 418408 ng/mL,PIVKA-Ⅱ 75000 mAU/mL。复查 MR,提示:①系肝癌介入术后,对比 2022 年 12 月 25 日影像,肝内多发恶性病变(图 9-3),多考虑肝癌伴肝内多发转移,大者考术后改变,较前略小,余肝内病灶部分较前增大、增多;双肺多发转移较前增大、增多;新增腹腔积液。②胆囊多发结石、胰腺脂肪化大致同前。③与 2023 年 3 月 17

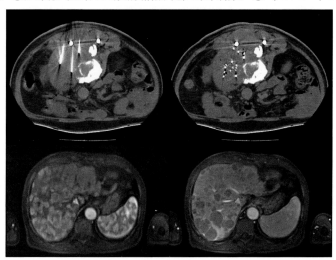

图 9-3　^{125}I 粒子植入 2 个月后复查 MR 提示肝内多发转移灶

日影像比较,腰椎术后改变,第 3 腰椎椎体及附件病变范围较前略增大,腰椎退变、骨质疏松同前。2023 年 6 月,患者在家中摔倒,于当地医院保守治疗时出现剧烈腹痛,诊断为消化道出血,同时合并胃穿孔,于 2023 年 7 月 18 日抢救无效死亡。

三、诊疗及随访

患者诊疗及随访过程如图 9 - 4 所示。

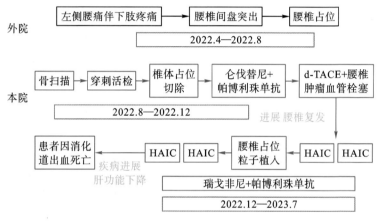

图 9 - 4　患者诊疗及随访过程示意图

患者从发病以来生存 11 个月,行外科手术切除椎体转移病灶,对肝内病灶使用 TACE 联合 HAIC 治疗,椎体病灶复发后使用栓塞与粒子植入治疗,同期进行靶向免疫联合治疗,后因消化道出血、胃穿孔死亡。

四、病例点评

肝细胞癌转移发生率约为 18%,其中肺是最常见的转移部位,其次是区域淋巴结、腹膜和骨骼。据报道,骨转移作为首发表现的发生率为 3.3% ~ 5.1%,最常见的部位是脊柱,其次是骨盆、肋骨和颅骨等。

目前,肝癌骨转移患者的治疗模式多种多样,涉及多学科,但总体生存期一般为 7～10 个月。本例患者以腰椎转移为首发症状,表现为腰背部及腿部疼痛,系肿瘤压迫脊髓神经所致,因具有瘫痪风险,故先行外科手术解除椎管压迫,后治疗原发病灶。患者外科术后采用仑伐替尼联合帕博利珠单抗系统治疗,但由于原发病灶巨大且腰椎转移灶再次复发,病情控制不佳。随后采用 TACE 栓塞肝内病灶及腰椎转移灶,但腰椎转移灶存在大量动静脉瘘,栓塞风险较大,后序贯 HAIC 以控制肝内病灶,并将仑伐替尼更换为瑞戈非尼(二线药物),继续使用帕博利珠单抗,腰椎转移灶采用 ^{125}I 粒子植入治疗。研究表明,^{125}I 粒子具有作用范围局限于肿瘤局部、生物效应强的特点,其射线可以直接杀伤肿瘤细胞,从而在发挥最佳治疗效果的同时,将对正常细胞的杀伤作用降到最低。

该病例为一例特殊的以转移灶为首发症状的不可切除 HCC,因患者具有病灶压迫脊髓而导致瘫痪的风险,故在治疗原发病灶前先处理了转移灶,这与常规肿瘤治疗顺序有所不同。在治疗方法上,选择在靶向免疫治疗的基础上联合 TACE 序贯 HAIC,以及腰椎局部粒子植入等多种手段相结合的方案,但对病灶的控制效果均不理想。该患者治疗期间肝脏功能始终较好,这也就是其发病后存活 15 个月(超过肝癌骨转移患者平均 7～10 个月的生存期)的主要原因。后期患者脊髓压迫症状减轻,能够自主活动,可见粒子植入在终末期患者的局部治疗,尤其是止痛、缓解症状方面具有重要作用。最终,患者由于消化道出血、胃穿孔死亡,原因多为门静脉压力升高、长期使用靶向药物对消化道黏膜损伤所致。由于长期服用靶向药物可对胃黏膜产生刺激,多数患者会在一段时间内出现胃溃疡等不良反应,因此,需提醒此类患者定期复查胃镜并加用胃黏膜保护剂。肿瘤组织免疫组化 Ki – 67 染色结果显示并非为高度恶性肿瘤,但对患者使用了目前主流的各种治疗方法,均不敏感,这是我们要思考的关键问题,即如何筛选局部治疗及靶向免疫治疗搭配方法的敏感人群,这也是未来基因检测、单细胞测序等基础与临床转化治疗的重要研究方向。该病例也提醒我们在多种治疗方法组合使用的同时,一定要关注患者的肝脏功能,良好的肝功能储备是获得更好疗效的前提。

(徐健　安睿)

参考文献

[1] GOODWIN C R,YANAMADALA V,RUIZ – VALLS A,et al. A systematic review of metastatic hepatocellular carcinoma to the spine[J]. World Neurosurg,2016,91:510 – 517. e4.

[2] SEONG J,KOOM W S,PARK H C. Radiotherapy for painful bone metastases from hepatocellular carcinoma[J]. Liver Int. 2005,25(2):261 – 265.

[3] ZHANG Q,ZHANG K,XIE B,et al. Analysis of curative effect of I125 implantation combined with radiofrequency ablation in treating bone metastases[J]. J Bone Oncol,2018,11:23 – 26.

[4] WANG C,CHEN Z,SUN W,et al. Palliative treatment of pelvic bone tumors using radioiodine (125I) brachytherapy[J]. World J Surg Oncol,2016,14(1):294.

[5] FINN R S,IKEDA M,ZHU A X,et al. Phase Ib study of Lenvatinib plus Pembrolizumab in patients with unresectable hepatocellular carcinoma[J]. J Clin Oncol,2020,38(26):2960 – 2970.

[6] FAN Y,XUE H,ZHENG H. Systemic therapy for hepatocellular carcinoma:current updates and outlook[J]. J Hepatocell Carcinoma,2022,9:233 – 263.

[7] MOLDOGAZIEVA N T,ZAVADSKIY S P,SOLOGOVA S S,et al. Predictive biomarkers for systemic therapy of hepatocellular carcinoma[J]. Expert Rev Mol Diagn,2021,21(11):1147 – 1164.

[8] YANG X,NI H,LU Z,et al. Mesenchymal circulating tumor cells and Ki67:their mutual correlation and prognostic implications in hepatocellular carcinoma[J]. BMC Cancer,2023,23(1):10.

[9] ENOKIDA T,TAHARA M. Management of VEGFR – targeted TKI for thyroid

cancer[J]. Cancers(Basel),2021,13(21):5536.

[10] JAFFE A,TADDEI T H,GIANNINI E G,et al. Holistic management of hepatocellular carcinoma[J]:The hepatologist's comprehensive playbook. Liver Int,2022, 42(12):2607 – 2619.

病例

10

肝癌伴门静脉左、右支癌栓

一、病情简介

【基本信息】

患者,男,63岁,于2022年2月24日入院。

【主诉】

发现肝占位5天。

【现病史】

患者于5天无明显诱因出现乏力,无腹痛、腹胀,无恶心、呕吐,无发热、寒战,无黑便及便血,遂前往当地医院就诊。行上腹部增强CT检查,提示:①肝右叶占位,直径约10 cm。结合增强特点,考虑肝癌并门静脉左、右支癌栓形成;②肝硬化,门静脉增宽,肝脏多发小囊肿,腹膜后多发小淋巴结肿大(图10-1)。为求进一步诊治,前来我院就诊。门诊以"肝占位"收入我科。

【特殊既往史、家族史及个人史】

患者既往有乙肝病史6年余,目前规律口服恩替卡韦抗病毒治疗。

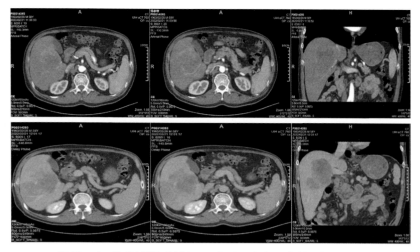

图 10 - 1　腹部增强 CT 提示肝右叶巨大占位合并门静脉侵犯

【重要专科体征】

无。

【主要化验及辅助检查结果】

AFP 3087 ng/mL，PIVKA - Ⅱ 3091 mAU/mL；乙肝病毒 DNA 定量 155 IU/mL。肝功能 Child - Pugh 分级：A 级。

腹部平扫/增强 CT：如图 10 - 1 所示。

【诊断】

1. 肝占位性病变

　　原发性肝细胞癌（CNLC Ⅲa 期）

2. 肝硬化

3. 门静脉高压

4. 慢性乙型病毒性肝炎

二、MDT 讨论过程

首次讨论

【讨论时间】

2022 年 2 月 25 日。

【讨论目的】

明确疾病诊断及选择后续治疗方案。

【参与科室】

肝胆外科、介入科、影像科、超声科、病理科、肝病科、放疗科、肿瘤科。

【讨论意见/结论】

结合患者的病史、化验及影像学检查结果,考虑诊断为原发性肝细胞癌伴门静脉癌栓。根据《原发性肝癌诊疗指南(2022 年版)》及《肝癌转化治疗中国专家共识(2021 版)》,肿瘤的临床分期为 CNLC Ⅲa 期。患者肿瘤体积较大,无法行外科手术切除,可先予以介入局部治疗联合系统治疗的综合治疗方案,并根据治疗效果及时调整治疗方案,后期可考虑转化后再行切除。

【执行情况及治疗结局】

患者于 2022 年 2 月 26 日行 TACE,术中使用载药微球(100 ~ 300 μm)载入 60 mg 吡柔比星及 6 mL 碘化油栓塞肿瘤血管。术后联合靶向药物仑伐替尼治疗。术后 1 个月复查腹部增强 CT,提示肝右叶类圆形高密度影,增强后明显不均匀强化,周围见片状低密度影。肿瘤标志物 AFP 2980 ng/mL,PIVKA – Ⅱ 1720 mAU/mL。结合术后复查结果,考虑肿瘤部分缓解(PR),为求更好的治疗效果,加用免疫治疗(替雷利珠单抗 200 mg)。在 4 个周期免疫治疗后,复查腹部增强 MR,提示肝右叶恶性占位并肝内转移,病灶较前增多、增大,门静脉右

后支癌栓形成(图 10 - 2)。肿瘤标志物 AFP 2781 ng/mL,PIVKA - Ⅱ
4014 mAU/mL。结合腹部增强 MR 及肿瘤标志物结果,评估患者病情
为疾病进展(progressive disease,PD)。拟再次行 MDT,并讨论下一步
治疗方案。

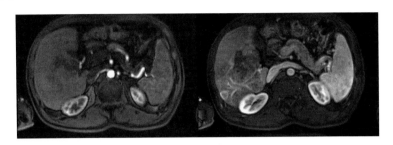

图 10 - 2　腹部增强 MR 提示肝右叶病灶局部进展,门静脉右支癌栓形成

第二次讨论

【讨论时间】

2022 年 7 月 25 日。

【讨论目的】

制订下一步治疗方案。

【参与科室】

肝胆外科、介入科、影像科、病理科、肿瘤科、放疗科。

【讨论意见/结论】

腹部增强 MR 提示肿瘤较前增多、增大,门静脉癌栓有所进展,
AFP 及 PIVKA - Ⅱ升高,考虑疾病进展(PD)。目前,病灶呈弥漫型,
血管侵犯程度加重,不建议再次行 TACE 治疗,否则可能加重肝功能
损伤,可考虑行以奥沙利铂联合输注 5 - 氟尿嘧啶/亚叶酸
(FOLFOX4)方案为基础的 HAIC,也可对门静脉癌栓进行放疗。经与
患者及其家属充分沟通,最终决定行周期性 HAIC,并继续行仑伐替尼
+ 替雷利珠单抗靶向免疫治疗,适时结合门静脉癌栓放疗。

【执行情况及治疗结局】

患者分别于2022年7月26日、9月2日、10月9日行HAIC,共3次。术后复查AFP 2.16 ng/mL,PIVKA-II 55 mAU/mL。2023年3月,复查腹部增强CT提示肝右叶术后改变,新增肝、脾周围少量积液;肝硬化、脾大、食管胃底静脉曲张未见明显变化;肝内多发囊肿未见明显变化,腹膜后少许肿大淋巴结未见明显变化(图10-3)。

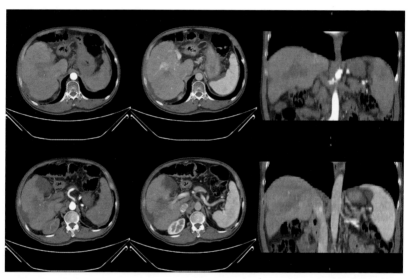

图10-3 腹部增强CT提示肝右叶病灶未见明显强化

三、诊疗及随访

患者诊疗及随访过程如图10-4所示。

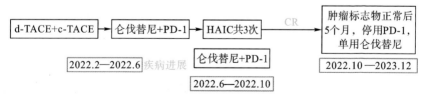

图10-4 患者诊疗及随访过程示意图

患者从发病以来,已生存20个月,随访12个月,影像检查未见肿瘤复发,肿瘤标志物正常(图10-5)。

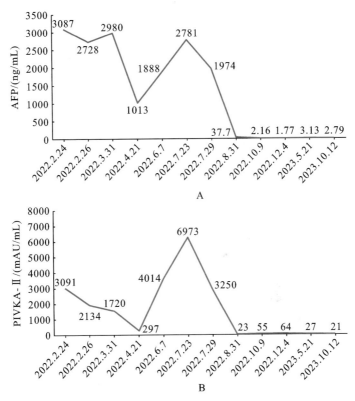

图 10-5 肿瘤标志物监测图

四、病例点评

肝癌伴门静脉侵犯属于 CNLC Ⅲa 期,BCLC C 期,此类患者由于存在脉管侵犯,有发生远处转移、肝功能下降,甚至肝衰竭等风险,治疗上存在一定难度。目前,国际及国内指南中对治疗方式的选择略有不同,但均强调靶向免疫联合治疗的重要性。在我国,除少部分因门静脉分型特殊而进行外科切除的患者,对绝大多数患者,推荐以靶向免疫/FOLFOX4 系统治疗为主的非手术治疗,并且推荐 TACE、放疗等局部治疗手段,但结合何种局部治疗、何时结合、结合方式等目前仍存在较大争议。

20 世纪 70 年代，我国开始将 TACE 应用于肝癌的治疗，经过几十年的发展，TACE 已成为肝癌最常用的非手术治疗方式。无论是从治疗的患者数量还是治疗效果来看，可以说 TACE 是中晚期肝癌患者治疗的基石。近年来，以 TACE 为基础的综合治疗模式，包括 TACE + 靶向治疗、TACE + 免疫治疗、TACE + 靶向免疫治疗，逐渐被广泛认可，其快速栓塞肿瘤血供致肿瘤坏死，改变免疫微环境提高免疫治疗效果，结合靶向治疗抑制血管内皮生长因子表达，从而降低肿瘤复发和转移的机制正逐步被探索。

在本例患者的治疗过程中，前期使用了 TACE + 仑伐替尼 + 替雷利珠单抗的治疗方案，使肿瘤局部坏死，肿瘤标志物明显下降，达到 PR 状态，但在 4 个治疗周期后，AFP、PIVKA－Ⅱ出现反弹，影像学出现门静脉癌栓进展，考虑为 PD。当治疗拐点出现时，如何选择下一步方案成为关键，是更换二线药物，还是再次行 TACE 治疗，还是放疗门静脉癌栓？最终，我们选择行 HAIC，这一步成为决定治疗走向的关键。HAIC 为在肝动脉置管，并持续泵入奥沙利铂 + 氟尿嘧啶 + 亚叶酸钙的 48 小时 FOLFOX 方案，具有对患者肝功能影响小、患者耐受度好等优势。我们发现，本例患者术前肝右叶病灶较大，直径约 10 cm，有研究表明，对于直径 >7 cm 的 HCC 患者，FOLFOX－HAIC 疗效优于 TACE 治疗。本中心研究认为，对于不可切除的大肝癌患者（直径 >7 cm），先进行 TACE 治疗，栓塞大部分活性病灶，再序贯进行周期性 HAIC，可能起到更好的治疗效果，即"快速杀伤"与"长程控制"相结合的治疗模式。本例患者 TACE 治疗后出现门静脉癌栓进展，不建议再次行 TACE 治疗，防止肝功能出现明显下降而丧失靶向免疫治疗的机会，随后采用序贯 3 次 HAIC，肿瘤标志物完全降至正常，期间建议患者进行外科转化切除，患者拒绝。目前患者自发病已 20 个月，经过 8 个月治疗后，AFP、PIVKA－Ⅱ已连续 12 个月处于正常范围，现单用仑伐替尼，免疫治疗已于末次治疗 5 个月后停止。

以 TACE/HAIC 为基础的介入治疗联合靶向免疫治疗,在中晚期肝癌患者中具有较好的缩瘤及转化、降期的效果,其中对于肿瘤负荷巨大、脉管侵犯明显的患者,以栓塞快速缩瘤结合灌注化疗长程控制的"TACE 序贯 HAIC 模式",为治疗提供了新的思路。

（徐健 安睿）

参考文献

［1］ RAOUL J L,FORNER A,BOLONDI L,et al. Updated use of TACE for hepatocellular carcinoma treatment:How and when to use it based on clinical evidence［J］. Cancer Treat Rev,2019,72:28 – 36.

［2］ COURI T,PILLAI A. Goals and targets for personalized therapy for HCC［J］. Hepatol Int,2019,13(2):125 – 137.

［3］ LLOVET J M,DE BAERE T,KULIK L,et al. Locoregional therapies in the era of molecular and immune treatments for hepatocellular carcinoma［J］. Nat Rev Gastroenterol Hepatol,2021,18(5):293 – 313.

［4］ CHANG Y,JEONG S W,YOUNG JANG J,et al. Recent updates of transarterial chemoembolization in hepatocellular carcinoma［J］. Int J Mol Sci, 2020, 21 (21):8165.

［5］ SIDAWAY P. HAIC – FO improves outcomes in HCC［J］. Nat Rev Clin Oncol, 2022,19(3):150.

［6］ KHAN A R,WEI X,XU X. Portal vein tumor thrombosis and hepatocellular carcinoma:the changing tides［J］. J Hepatocell Carcinoma,2021,8:1089 – 1115.

［7］ XIE D Y,ZHU K,REN Z G,et al. A review of 2022 Chinese clinical guidelines on the management of hepatocellular carcinoma:updates and insights［J］. Hepatobiliary Surg Nutr,2023,12(2):216 – 228.

［8］ YUAN Y,HE W,YANG Z,et al. TACE – HAIC combined with targeted therapy and immunotherapy versus TACE alone for hepatocellular carcinoma with portal vein tumour thrombus:a propensity score matching study［J］. Int J Surg,2023,109 (5):1222 – 1230.

［9］ CHEN B,DAI H,YANG J,et al. Transarterial Chemoembolization Followed by He-

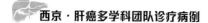
patic Arterial Infusion Chemotherapy Combined a Tyrosine Kinase Inhibitor for Treatment of Large Hepatocellular Carcinoma [J]. Curr Cancer Drug Targets, 2023,23(7):564 – 571.

[10] LUO X,CHANG R Z,KUANG D,et al. Case report:successful conversion and salvage resection of huge hepatocellular carcinoma with portal vein tumor thrombosis and intrahepatic metastasis via sequential hepatic arterial infusion chemotherapy,lenvatinib plus PD – 1 antibody followed by simultaneous transcatheter arterial chemoembolization, and portal vein embolization [J]. Front Immunol, 2023,14:1285296.

中英文对照索引